K. Hennicke | M. Buscher
F. Häßler | G. Roosen-Runge

Psychische Störungen und Verhaltensauffälligkeiten bei Kindern und Jugendlichen mit Intelligenzminderung

Medizinisch Wissenschaftliche Verlagsgesellschaft

K. Hennicke | M. Buscher
F. Häßler | G. Roosen-Runge

Psychische Störungen und Verhaltensauffälligkeiten bei Kindern und Jugendlichen mit Intelligenzminderung

Empfehlungen zur Diagnostik und Therapie

S1-Leitlinie der Deutschen Gesellschaft für Kinder- und Jugendpsychiatrie, Psychosomatik und Psychotherapie e. V. (DGKJP)

unter Mitarbeit von M. Kanthack und M. Menzel

Medizinisch Wissenschaftliche Verlagsgesellschaft

Prof. Dr. Klaus Hennicke
Evangelische Fachhochschule
Rheinland-Westfalen-Lippe
Immanuel-Kant-Str. 18-20
44803 Bochum
Gesundheitsamt Spandau
Staakener Str. 79
13581 Berlin

Dr. Michael Buscher
LVR-Klinik Viersen
Johannisstr. 70
41749 Viersen

Prof. Dr. Frank Häßler
Klinik für Psychiatrie, Neurologie,
Psychosomatik und Psychotherapie im Kindes- und
Jugendalter
Gehlsheimer Str. 20
18147 Rostock

Dr. Gotthard Roosen-Runge
Wallstr. 11
23879 Mölln

MWV Medizinisch Wissenschaftliche Verlagsgesellschaft mbH & Co. KG
Zimmerstr. 11
10969 Berlin
www.mwv-berlin.de

ISBN 978-3-939069-91-1

Bibliografische Information der Deutschen Nationalbibliothek

Die Deutsche Nationalbibliothek verzeichnet diese Publikation in der Deutschen Nationalbibliografie; detaillierte bibliografische Informationen sind im Internet über http://dnb.d-nb.de abrufbar.

Produkt-/Projektmanagement: Judith Kautz, Berlin
Lektorat: Monika Laut-Zimmermann, Berlin
Layout & Satz: eScriptum GmbH & Co. KG – Publishing Services, Berlin
Druck: druckhaus köthen GmbH, Köthen

Zuschriften und Kritik an:
MWV Medizinisch Wissenschaftliche Verlagsgesellschaft mbH & Co. KG, Zimmerstr. 11, 10969 Berlin, lektorat@mwv-berlin.de

Vorwort

Das Vorhaben, spezielle Empfehlungen zur Diagnostik und Therapie psychischer Störungen von Kindern und Jugendlichen mit Intelligenzminderungen zu erarbeiten, ist nicht wenig riskant und bedarf daher der Begründung. Was im Bereich der allgemeinen Kinder- und Jugendpsychiatrie eine generelle Schwierigkeit darstellt, nämlich eine sicherere Basis für evidenzbasierte Interventionen zu erreichen, ist bei der besonderen Zielgruppe von Kindern und Jugendlichen mit Intelligenzminderungen noch wesentlich ausgeprägter. So existieren bisher weltweit noch keine Empfehlungen, die über die S1-Stufe (Expertengruppe) hinausgehen. Die Leitlinien der Amerikanischen Akademie für Kinder- und Jugendpsychiatrie (Szymanski & King 1999) stammen bereits aus dem Jahre 1999.

Dass sich die Gemeinsame Kommission „Seelische Gesundheit von Kindern und Jugendlichen mit geistigen und schweren Lernbehinderungen" der DGKJP, des BKJPP und der BAG hierzulande dennoch dieser Aufgabe stellt, gängiges Wissen und klinische Erfahrungen einiger Experten zusammenzufassen und der Fachöffentlichkeit in der nun vorliegenden Langversion einer S1-Leitlinie zur Diskussion zu stellen, ergibt sich aus einem eher pragmatischen Grund: Nur so – das ist die Überzeugung der Kommission – kann das tiefe fachliche Defizit in diesem Bereich langfristig überwunden werden, indem die Erfahrungen anderer Fachleute in der kritischen Auseinandersetzung mit den Empfehlungen eingebracht werden. Wir hoffen auf eine kritische Akzeptanz der Empfehlungen und auf ein wachsendes klinisches und wissenschaftliches Interesse an der kinder- und jugendpsychiatrisch-psychotherapeutischen Versorgung dieser Klientel. Es bedarf dringend erhöhter wissenschaftlicher und versorgungspolitischer Anstrengungen unseres Fachgebietes, qualifizierte Diagnose-, Therapie- und Verfahrenskonzepte zu entwickeln, um die bestehenden, teilweise gravierenden Versorgungslücken zu schließen (vgl. Hennicke 2008, Häßler 2007). Dazu müssen sowohl die relevanten fachlichen Disziplinen wie Pädiatrie, Psychologie, Heil- und Sonderpädagogik und ihre professionellen Vertreter als auch die betroffenen Familien und ihre Selbsthilfeorganisationen einbezogen werden.

Die vorliegende S1-Leitlinie erfüllt mehr als die von der AWMF (Arbeitsgemeinschaft der Wissenschaftlichen Medizinischen Fachgesellschaften) vorgegebenen definierten Gütekriterien. So erarbeitete seit Juni 2007 die repräsentativ zusammengesetzte Expertengruppe im informellen Konsens über 5 Abstimmungsrunden eine Empfehlung, die Grundlage für die S1-Leitlinie ist. Die Abstimmungen, Korrekturen und Ergänzungen erfolgten als formale Konsensusfindung nicht nur per E-Mail, sondern auch im Rahmen zweier jährlicher Treffen, was einem nominalen Gruppenprozess weitestgehend entspricht. Die vorläufige Endfassung der Empfehlung wurde externen Gutachtern (Prof. Dr. Klaus Sarimski, Heidelberg; Prof. em. Dr. Gerhard Neuhäuser, Linden; Prof. Dr. Andreas Warnke, Würzburg) vorgelegt. Deren Anmerkungen wurden in der Expertengruppe diskutiert und fanden danach Eingang in die

Empfehlung, die nunmehr den Vorständen der drei o.g. Fachgesellschaften zur Verabschiedung übersandt wurde. Diese durch diesen mehrschrittigen Konsensusprozess entstandene S1-Leitlinie ist eine weit fortgeschrittene Ausgangsversion für die Weiterentwicklung zur S2-Leitlinie.

Die Darstellung folgt einer ungewohnten Systematik. Es werden in den Kapiteln „Klassifikation“, „Diagnostik“, „multiaxiale Bewertung“ und „Interventionen“ jeweils getrennt erst der Bereich „Intelligenzminderung“, dann der Bereich „Verhaltensauffälligkeiten und psychische Störungen“ diskutiert. Dies dient dem Zweck der unbedingten Unterscheidung dieser Bereiche mit dem gleichzeitigen Hinweis auf die Komplexität der Problematik. Überschneidungen sind dabei unumgänglich.

Die Autoren sind Mitglieder der Gemeinsamen Kommission „Seelische Gesundheit von Kindern und Jugendlichen mit geistigen und schweren Lernbehinderungen“ der drei kinder- und jugendpsychiatrischen Fachverbände (Website: http://www.kinderpsychiater.org):

Deutsche Gesellschaft für Kinder- und Jugendpsychiatrie, Psychosomatik und Psychotherapie e.V. (dgkjp)

Prof. Dr. Frank Häßler, FA für Neurologie und Psychiatrie, FA für Kinder- und Jugendpsychiatrie, Psychotherapie, Direktor der Klinik für Psychiatrie, Neurologie, Psychosomatik und Psychotherapie im Kindes- und Jugendalter der Universität Rostock (Stellv. Vorsitzender)

Berufsverband für Kinder- und Jugendpsychiatrie, Psychosomatik und Psychotherapie in Deutschland e.V. (BKJPP)

Prof. Dr. Klaus Hennicke, Dipl.-Soziologe, FA für Kinder-, Jugendpsychiatrie und -psychotherapie, Ev. Fachhochschule Rheinland-Westfalen-Lippe in Bochum, FB Heilpädagogik Soziale Medizin; Leiter der Kinder- und Jugendpsychiatrischen Beratungsstelle im Gesundheitsamt Spandau von Berlin (Vorsitzender)

Dr. Gotthard Roosen-Runge, niedergelassener FA für Kinder- und Jugendpsychiatrie und Psychotherapie in eigener Praxis (SPV) in Mölln

Bundesarbeitsgemeinschaft der Leitenden Klinikärzte für Kinder- und Jugendpsychiatrie, Psychosomatik und Psychotherapie e.V. (BAG)

Dr. Michael Buscher, FA für Kinder- und Jugendmedizin, FA für Kinder- und Jugendpsychiatrie und Psychotherapie, Chefarzt Abteilung 3 im Fachbereich Psychiatrie und Psychotherapie des Kindes- und Jugendalters LVR-Klinik Viersen

Wir danken Frau Dr. M. Kanthack, Brandenburg, als ständiges, nicht stimmberechtigtes Mitglied der Kommission und Herrn Dr. Martin Menzel, Mariaberg, Mitglied der Kommission, für wertvolle Hinweise und ihre kontinuierliche Unterstützung.

Die Autoren im Juni 2009

Inhalt

1 Inhalt und Ziele

Zunächst geht es um die Diagnostik der Intelligenzminderung als klinisch und testpsychologisch festgestellte Beeinträchtigung der kognitiven Funktionen. Der Zustand der intellektuellen Behinderung dagegen ist ein hochkomplexer individueller, psychologischer und sozialer Prozess auf der Basis eines entwicklungsverzögerten oder unreifen ZNS, von „Defiziten in der Geschwindigkeit der Informationsverarbeitung, der Steuerung von Aufmerksamkeits- und Speicherprozessen oder im Gebrauch von Sprache zur Vermittlung von Lernerfahrungen" sowie von sozialen Zuschreibungen, „durch die das Individuum erst zu einem (in der Partizipation am gesellschaftlichen Leben) Behinderten wird" (Sarimski 2003). Die Diagnostik der intellektuellen Behinderung umfasst daher in besonderer Weise im Sinne einer ganzheitlichen, auf die Würde des einzelnen Individuums gerichteten Sicht auch die individuellen Ressourcen und Kompetenzen.

Aus der Feststellung der intellektuellen Behinderung leiten sich Rechtsansprüche auf spezifische Förderungen, Assistenzen und Unterstützungen ab, die die Person selbst und ihre Familie in die Lage versetzen sollen, die Teilhabe am gesellschaftlichen Leben zu ermöglichen und zu verbessern (Eingliederungshilfe für Behinderte gem. SGB XII, SGB IX), wie auch dem Kind die ihm angemessene Beschulung und Ausbildung zu gewährleisten.

Weiter geht es um die spezielle Diagnostik und Therapie der bei Menschen mit geistiger Behinderung auftretenden Verhaltensauffälligkeiten und psychischen Störungen. Ausgehend von der umfassenden Bestimmung von Gesundheit in der Fassung der modernen Definitionen der ICF[1] (Integrität der

1 International Classification of Functioning, Disability and Health (WHO 2001) (Internationale Klassifikation der Funktionsfähigkeit, Behinderung und Gesundheit) (s. Kap. 3.1.2)

körperlichen Funktionen, Aktivitäten und individuelle Leistungsfähigkeiten sowie Fähigkeit und Möglichkeit der gesellschaftlichen Teilhabe) bedürfen Kinder und Jugendliche mit Intelligenzminderungen und zusätzlichen psychischen Störung und Verhaltensauffälligkeiten umfassende, häufig auch *spezialisierte* gesundheitsbezogene Leistungen im präventiven, kurativen und rehabilitativen Bereich. Psychische Störungen oder Verhaltensauffälligkeiten sind ein erhebliches Risiko für *zusätzliche* Funktions- und Teilhabebeeinträchtigungen.

2 Terminologie

In dieser Empfehlung wird die schon angedeutete Unterscheidung der Kategorie „Intelligenzminderung“ im Sinne der ICD-10 als primär klinischer und testpsychologischer Befund gegenüber der dimensionalen Einschätzung des komplexen biopsychosozialen Zustandes „intellektuelle Behinderung“ verwendet, um im Folgenden einzelne Aspekte der Problematik besser auseinanderhalten zu können.

Der Terminus „Intelligenzminderung“ ist außerhalb der Medizin nicht unumstritten. Im pädagogischen Schrifttum findet er überhaupt keine Verwendung und wird als „medizinischer Begriff“ abgelehnt. Ebenso ist die Einordnung der Klasse F7 der ICD-10 Intelligenzminderung in die anderen Klassen der psychiatrischen Störungsbilder (F0–F9) inhaltlich nicht mehr gerechtfertig, da Intelligenzminderung keine psychiatrische Störung ist. Das MAS[2] trägt dieser Tatsache Rechnung und erfasst insgesamt das Intelligenzniveau – einschließlich auch höherer intellektueller Fähigkeiten – auf einer eigenen Achse (Achse III). Intelligenzminderung wird hier verstanden als wesentliche Entwicklungs*bedingung* und nicht als primär konstituierendes, d. h. auch pathologisierendes Persönlichkeitsmerkmal, das sämtliche weitere Eigenschaften eines Menschen bestimmt. Der Begriff „Schwachsinn“ und seine Schweregrad-Unterteilungen „Debilität“, „Imbezillität“ und „Idiotie“ sind obsolet und werden heute nicht mehr verwendet.[3]

2 MAS Multiaxiales Klassifikationsschema der Kinder- und Jugendpsychiatrie; Remschmidt, H., Schmidt, M. H., Poustka, F. (Hrsg.). (2006): Multiaxiales Klassifikationsschema für psychische Störungen des Kindes- und Jugendalters nach ICD-10 der WHO. 5. vollständig überarbeitete und erweiterte Auflage. Hans Huber, Bern

3 Nur noch im Strafrecht und in entsprechenden forensischen Stellungnahmen kommen diese Begrifflichkeiten vor, wobei hier dringender Änderungsbedarf besteht.

Weltweit gibt es eine Diskussion um eine geeignete Terminologie, die die gesellschaftliche Diskriminierung durch Begriffe wie u. a. „geistige Behinderung", auch „Intelligenzminderung", „Minderbegabung" vermeiden helfen soll. Eine befriedigende Begrifflichkeit, die sowohl den vielfältigen Potenzialen der Betroffenen als auch ihren Grenzen gerecht wird, existiert bislang nicht.[4]

2.1 Epidemiologie der Intelligenzminderung

Abhängig von den Erfassungs- und Definitionskriterien für geistige Behinderung liegt die Gesamtprävalenz in Deutschland bei ca. 0,6 %. Prävalenzangaben in der internationalen Literatur schwanken für die schwere geistige Behinderung (IQ < 50) zwischen 0,28 und 0,73 und für die leichte geistige Behinderung (IQ 50–70) zwischen 0,39 und 5,76, was bei vorsichtiger Hochrechnung einen Durchschnitt von 3 % ergibt. Dabei ist zu berücksichtigen, dass die Prävalenzen altersabhängigen Schwankungen unterliegen und im Schulalter (bis 15 Jahre) am höchsten sind. Das Verhältnis männliches zu weiblichem Geschlecht beträgt 1,6:1.

2.2 Häufigkeiten von psychischen Störungen und Verhaltensproblemen

Menschen mit einer geistigen Behinderung haben ein deutlich höheres Risiko als nicht behinderte sowohl somatisch als auch psychisch zu erkranken. Dies ist internationaler Konsens und wird durch zahlreiche epidemiologische Untersuchungen bestätigt (vgl. z.B. Emerson 2003). Die Prävalenzraten für psychische Störungen sind mindestens 3–4-mal so hoch wie in der allgemeinen Bevölkerung. Ein großes Problem in der Vergleichbarkeit von Studien ist die unscharfe Abgrenzung von Verhaltensmerkmalen, Symptomen, Verhaltensauffälligkeiten und Diagnosen (s. Kap. 4). Der Schweregrad einer Intelligenzminderung sowie begleitender somatischer Störungen haben aber zweifelsfrei Auswirkungen auf die Ausprägung einer Psychopathologie und damit auf die Prävalenz psychischer Störungen. So liegt z. B. die Prävalenz von Epilepsien in der Allgemeinbevölkerung bei 0,5 bis 1 %, während sie bei Menschen mit Intelligenzminderung zwischen 14,1 und 32 % schwankt. Epilepsie sowie auch andere nachgewiesene Hirnschädigungen und Hirnfunktionsstörungen sind wiederum wesentliche zusätzliche Risiken für die Entstehung psychischer Störungen.

Bei Menschen mit geistiger Behinderung finden sich Verhaltensauffälligkeiten, z. B. auto- und fremdaggressives Verhalten, häufiger und in der Ten-

4 2005 hat sich die „Lebenshilfe" in Österreich in „Lebenshilfe für Menschen mit Behinderungen" umbenannt und das Wort „geistige" gestrichen.

denz auch stärker ausgeprägt (sog. „herausforderndes Verhalten" oder „challenging behavior") als bei nicht geistig Behinderten. Die Prävalenzangaben für fremdaggressives Verhalten schwanken zwischen 20 und 60 % sowie für autoaggressives Verhalten zwischen 20 und 25 %. Das Problem der diagnostischen Kategorisierung von Verhaltensauffälligkeiten, die keinem psychiatrischen Störungsbild sicher zugeordnet werden können, ist in keinem der Klassifikationssysteme gelöst[5]. Grundsätzlich muss eine umfassende, die Kompetenzen verschiedener Fachdisziplinen einschließende Differenzialdiagnostik durchgeführt werden, um eine definierte psychische Störung festzustellen oder auszuschließen.[6]

Sowohl emotionale Störungen als auch Verhaltensauffälligkeiten weisen im Entwicklungsverlauf eine hohe Stabilität auf, vermutlich infolge der beeinträchtigten kognitiven Fähigkeiten, der höheren biologischen und erworbenen Vulnerabilität oder auch anhaltender exogener Belastungen.

2.3 Ätiologie der Intelligenzminderungen

Die Ätiologie der geistigen Behinderung ist sehr vielfältig. Während biologische Faktoren (Genmutationen, Chromosomenstörungen, angeborene Stoffwechselstörungen und exogene Störungen wie Infektionen und toxische Schädigungen) bei schwerer geistiger Behinderung überwiegen (in 55–95 % aller Fälle), spielen bei leichter geistiger Behinderung soziokulturelle Einflüsse (in 32–55 % aller Fälle) im Zusammenwirken mit mehreren Genen eine große Rolle. Insgesamt sind ca. 30–50 % der Ursachen bisher nicht geklärt (vgl. Tzschach & Ropers 2007). Als pränatale Ursachen dominieren Trisomien, X-chromosomal gebundene Störungen, Stoffwechselstörungen und das fetale Alkoholsyndrom. Perinatale Risiken sind ein Gestationsalter unter 30 Wochen, ein Geburtsgewicht unter 1200 g, ein Kopfumfang unter der 3. Perzentile und Apgarwerte von 0–2 nach einer und nach fünf Minuten.

Aber auch der Nachweis genetischer oder anderer Faktoren erklärt noch nicht den komplizierten Entwicklungsweg intellektueller Beeinträchtigungen (im Sinne des entwicklungspsychopathologischen Modells). Dieselben genetischen oder perinatalen Faktoren zeigen bei den Betroffenen eine sehr unterschiedliche Expressivität und hohe Varianz der Symptomatik, die von Patient zu Patient individuell bestimmt werden muss. Es ist daher schwer, sehr früh

5 In dem fast nur in UK angewandten Klassifikationssystem DC-LC (Royal College of Psychiatrists (ed.): DC-LD Diagnostic Criteria for psychiatric disorders for use with adults with learning disabilities/mental retardation. Occasional Paper OP48. Gaskell, London 2001) ist die Kategorie „Problem Behavior" eingeführt, die insbesondere schwer expansiv-aggressives Verhalten umfasst und mit der ebenso unscharfen Definition von „challenging behavior" von Emerson et al. (1999) fast gleichlautend übereinstimmt.

6 Verhaltensauffälligkeiten können auch als sinnvolle, d. h. zur Erhaltung der Homöostase eines Individuums hilfreiche psychische und verhaltensmäßige Äußerungsformen verstanden werden. Die Entscheidung schließlich über ihre Behandlungsnotwendigkeit ist Ergebnis sozialer Bewertungsprozesse wie auch psychiatrisch-psychotherapeutischer Indikationsüberlegungen (z. B. Ausmaß der subjektiven Beeinträchtigung oder/und des emotionalen Leidens) (vgl. Vollmoeller 2001).

detaillierte Prognosen über die Entwicklungschancen im Einzelfall zu stellen und damit evtl. falsch-positive oder falsch-negative Erwartungen bei den Eltern zu wecken.

2.4 Ätiologie der psychischen Störungen und Verhaltensauffälligkeiten

Die Entstehung und Entwicklung psychischer Störungen und Verhaltensauffälligkeiten bei Kindern und Jugendlichen mit Intelligenzminderungen folgen grundsätzlich den gleichen Prozessen wie bei nichtbehinderten. Mit vergleichbaren Erklärungsmodellen werden die gleichen Risiken des Lebens festgestellt, die als Bedingung für die Entstehung psychischer Störungen identifiziert werden können. Der wesentliche Unterschied liegt darin, dass die Intelligenzminderung selbst (in Abhängigkeit von deren ursächlichen Faktoren) wie auch die speziellen Lebensbedingungen intellektuell behinderter Menschen in der modernen Gesellschaft besondere, zusätzliche Risikobedingungen darstellen als auch typische, bekannte Risikofaktoren verstärken können. Als *zusätzliche* Risikobedingungen können angesehen werden (s. Box 1):

Box 1

Spezielle zusätzliche Risiken für die Entwicklung psychischer Störung bei Menschen mit geistiger Behinderung (vgl. Sarimski 2007; Deb et al. 2001)

biologische Faktoren:

- genetisch bedingte erhöhte Vulnerabilität
- Funktionsstörungen des Gehirns
- Epilepsie
- erschwerte Interaktionen mit der Umwelt infolge von Störungen der Motorik, Sensorik und Sprache

psychologische Faktoren

- beeinträchtigte Intelligenz und aller damit zusammenhängender neuropsychologischer Funktionen (Adaptabilität)
- beeinträchtigte oder erlernte dysfunktionale Problemlösungsstrategien
- unreife Abwehrmechanismen in Konflikten und unter Belastungen
- erlernte dysfunktionale oder ungewöhnliche Copingstrategien
- entwicklungshemmende Bindungsstile, Kollusionen und Symbiosen mit Bezugspersonen
- Schwierigkeit, eine Identität zu entwickeln
- Schwierigkeiten, erfüllende Beziehungen einzugehen

soziale Faktoren

- über- oder unterforderndes Milieu, Mangel an geeigneter sozialer Herausforderung oder Unterstützung durch andere, Überbetonung von Förderprogrammen („Förderterror“) zu Lasten von individueller Stabilität und

Identität, hohe Misserfolgs- und Katastrophenerwartung der Eltern und Erzieher („self-fulfilling Prophecy")
- Mangel angemessener kommunikativer Strategien und spezifischer Kenntnisse über individuelle kommunikative Besonderheiten im Umfeld
- Modelllernen in Gruppen mit nur behinderten KameradInnen
- primäre und sekundär-reaktive psychosoziale Probleme der Bezugspersonen, dysfunktionale Familienstrukturen
- fehlende Integration in die Gesellschaft, Stigmatisierung und Diskriminierung oder „Pseudointegration" unter Leugnung spezifischer Assistenznotwendigkeiten
- seelische, körperliche und/oder sexuelle Misshandlung
- soziale und psychische Isolation
- Verlust allgemeingültiger Werte und Normen infolge von Diskriminierung oder Gratifikation von „Behinderung"
- Probleme, eine Arbeit oder Beschäftigung zu finden

3 Klassifikation

3.1 Klassifikation der Intelligenzminderung

Gemäß ICD-10 der WHO wird unter einer Intelligenzminderung eine sich in der Entwicklung manifestierende, stehengebliebene oder unvollständige Entwicklung der geistigen Fähigkeiten verstanden, wobei besondere Beeinträchtigungen von Fertigkeiten vorliegen, die zum Intelligenzniveau beitragen, wie z. B. Kognition, Sprache, motorische und soziale Fähigkeiten. Das Anpassungsverhalten ist in der Regel beeinträchtigt.

Für den deutschen Begriff der Lernbehinderung als ursprünglich sonderpädagogisches Konstrukt (zur Begründung verwaltungstechnischer und schulrechtlicher Verfahren ohne klar definierte IQ-Grenzen) gibt es keine Entsprechung in der ICD-10. Die ICD-10-Kategorie der „niedrigen Intelligenz" mit einem IQ zwischen 85 und 70 sollte in ärztlich-psychologischen Stellungnahmen dem Begriff der Lernbehinderung vorgezogen werden.

Nach sozialrechtlicher Definition (§ 2 Abs. 1 Satz 1 SGB IX) sind Menschen behindert, wenn ihre körperliche Funktion, geistige Fähigkeit oder seelische Gesundheit mit hoher Wahrscheinlichkeit länger als sechs Monate von dem für das Lebensalter typischen Zustand abweichen und daher ihre Teilhabe am Leben in der Gemeinschaft beeinträchtigt ist. Die Zuordnung zum Personenkreis des § 53 SGB XII verbunden mit dem Rechtsanspruch auf Eingliederungshilfe für Behinderte sollte daher über die Feststellung der maßgeblichen IQ-Werte hinaus (IQ-Wert < 75–70) unbedingt durch eine detaillierte Feststellung der Teilhabebeeinträchtigung begründet werden. Bei Kindern und Jugendlichen mit leichteren intellektuellen Beeinträchtigungen (sog. Grenzbereiche zur geistigen Behinderung) ergeben sich aus der gesetzlich vorgegebenen Notwendigkeit der im Einzelfall oftmals schwer möglichen Differenzierung der Vorrangigkeit der seelischen oder der geistigen Behinderung und der damit verbundenen Zuordnung zu Hilfesystemen (Jugendhilfe, § 35a SGB VIII oder Sozialhilfe) für die Betroffenen Unklarheiten in den Zuständigkeiten und Verzögerungen in der Hilfeplanung.

Die testpsychologische Beurteilung des IQ lässt zwar nur bedingt Prognosen über die soziale Alltagskompetenz und später die beruflichen Eignungen zu. Hinsichtlich der Beschulbarkeit gibt es allerdings keinen besseren Prädiktor (vgl. Stahl 2006). Es können ausgeprägte Schwächen in einem Bereich (z. B. Lesen, Schreiben, Rechnen) neben ebenso ausgeprägten Stärken in anderen Bereichen (z. B. handwerkliches Geschick, künstlerische Kreativität, Empathiefähigkeit) nebeneinander vorhanden sein, die eine weitgehend altersentsprechende Persönlichkeitsentwicklung im geeigneten sozialen Rahmen möglich machen können.

3.1.1 Schweregradeinteilung (nach ICD-10)

Leichte Intelligenzminderung. (F70) – 80 % aller Menschen mit geistiger Behinderung. Der IQ-Bereich liegt zwischen 50 und 69. Die Personen erwerben Sprache verzögert, jedoch in einem Umfang, dass eine alltägliche Konversation normal gelingt. Die meisten erlangen eine volle Unabhängigkeit in der Selbstversorgung (Essen, Waschen, Ankleiden, Darm- und Blasenkontrolle) und in praktischen und häuslichen Tätigkeiten, bei allerdings verlangsamter Entwicklung. Schwierigkeiten treten beim Erlernen schulischer Fertigkeiten, insbesondere beim Erlernen des Lesens und der schriftsprachlichen Äußerungen auf. Die meisten sind für eine Arbeit erlernbar, die praktische Fähigkeiten und erlernte Handarbeit verlangt. Auch in Fragen von Partnerschaft, Ehe und Kindererziehung können sich Einschränkungen ergeben, die spezifischer Assistenz bedürfen. Nicht selten werden Menschen mit einer Intelligenminderung hinsichtlich ihrer kognitiven Kompetenzen über-, hinsichtlich ihrer Einfühlsamkeit und emotionalen Kompetenz jedoch unterschätzt.

Mittelgradige Intelligenzminderung. (F71) – 12 % aller geistig Behinderten. Der IQ liegt gewöhnlich im Bereich zwischen 35 und 49. Die Leistungsprofile können sehr unterschiedlich sein. Das Ausmaß der Sprachentwicklung reicht von der Fähigkeit, an einfachen Unterhaltungen teilzunehmen, bis zu einem Sprachgebrauch, der lediglich für die Mitteilung der Grundbedürfnisse ausreicht; einige lernen niemals sprechen, verstehen einfache Anweisungen, andere lernen Handzeichen. Die Fähigkeiten zur Selbstversorgung entwickeln sich verzögert, einige Personen benötigen lebenslange Beaufsichtigung. Schulisch lernen sie einige grundlegende Fertigkeiten im Lesen, Schreiben und Zählen. Als Erwachsene sind sie in der Lage, einfache praktische Tätigkeiten zu verrichten, wenn die Aufgaben einfach und gut strukturiert sind sowie eine Beaufsichtigung besteht. Ein völlig unabhängiges Leben im Erwachsenenalter wird selten erreicht. Die Betroffenen sind in der Regel körperlich voll beweglich und aktiv, fähig, Kontakte zu pflegen, sich zu verständigen und einfache soziale Leistungen zu bewältigen.

Schwere Intelligenzminderung. (F72) – 7 % aller geistig Behinderten. Der IQ liegt gewöhnlich im Bereich zwischen 20 und 34. Die Störung ähnelt hinsichtlich des klinischen Bildes dem unteren Leistungsbereich der mittelgradigen Intelligenzminderung. Die meisten Personen mit schwerer Intelligenzminderung haben ausgeprägte motorische Beeinträchtigungen.

Schwerste Intelligenzminderung. (F73) – <1 % aller geistig Behinderten. Der IQ wird auf unter 20 eingeschätzt. Dies bedeutet, dass die betroffenen Personen unfähig sind, Aufforderungen oder Anweisungen zu verstehen oder sich danach zu richten. Meistens sind sie immobil oder sehr bewegungseingeschränkt, inkontinent und auch nonverbal nur zu sehr begrenzter Kommunikation fähig. Sie können weniger oder gar nicht für ihre Grundbedürfnisse sorgen und benötigen ständige Hilfe und Überwachung. Sprachlich verstehen die Betroffenen im günstigsten Fall grundlegende Anweisungen und können bestenfalls einfache Forderungen formulieren. Einfachste visuell-räumliche Fertigkeiten wie Sortieren und Zuordnen können erworben werden; mit Beaufsichtigung und Anleitung können sie in geringem Maße an häuslichen und praktischen Aufgaben beteiligt werden.

Ein kategorial nicht einzuordnender *Sonderfall* stellt die sog. *Dissoziierte Intelligenz* dar, die nicht unbedingt mit Intelligenzminderung verknüpft sein muss. Es besteht eine deutliche Diskrepanz (mindestens 15 IQ-Punkte) zwischen Sprach-IQ und Handlungs-IQ. Kinder und Jugendliche mit heterogenen Intelligenzprofilen sind besonders gefährdet, je nach Intelligenzbereich unter- bzw. überfordert zu werden. Häufig nehmen sie ihre Beeinträchtigungen deutlich wahr. Sowohl im Hinblick auf das Selbstbild als auch auf die Einschätzung durch das Umfeld kann die Integration heterogener Befähigungen schwierig sein und zu erhöhter emotionaler Belastung führen.

In der modernen Epidemiologie und der klinischen Forschung hat sich die gröbere Unterteilung zwischen „leicht geistig behindert“ (IQ-Grenzen = 70–50) und „schwer geistig behindert“ (IQ-Grenze < 50) aus verschiedenen Gründen (Messbarkeit, ätiologische Zuordnungen) bewährt.

3.1.2 ICF – International Classification of Functioning, Disability and Health (WHO 2001)

In der „Internationalen Klassifikation der Funktionsfähigkeit, Behinderung und Gesundheit“, die in weiten Bereichen der Rehabilitationsmedizin schon Verbindlichkeit erlangt hat, wird ein integratives Modell von Behinderung bzw. Gesundheit vorgelegt, das das medizinische Modell (Behinderung als Problem der Person verursacht durch eine Krankheit/Störung) und das soziale Modell (Behinderung als gesellschaftlich verursachtes Problem bzw. als

Zuschreibungsprozess) zusammenführt. Die Dimensionen Aktivität, Teilhabe, Körperfunktionen sowie umwelt- und personenbezogene Kontextfaktoren wirken in einem komplexen Prozess aufeinander ein und werden wie folgt definiert: „Eine *Aktivität* ist die Durchführung einer Aufgabe oder einer Handlung (Aktion) durch einen Menschen. *Partizipation* (Teilhabe) ist das Einbezogensein in eine Lebenssituation. *Beeinträchtigungen der Aktivität* sind Schwierigkeiten, die ein Mensch haben kann, die Aktivität durchzuführen. Eine *Beeinträchtigung der Partizipation (Teilhabe)* ist ein Problem, das ein Mensch in Hinblick auf sein Einbezogensein in Lebenssituationen erleben kann" (ICF, WHO, 2001, S. 17). „Körperfunktionen sind die physiologischen Funktionen von Körpersystemen (einschließlich psychologische Funktionen). Körperstrukturen sind anatomische Teile des Körpers wie Organe, Gliedmaßen und ihre Bestandteile. Eine *Schädigung* ist eine Beeinträchtigung einer Körperfunktion oder -struktur wie eine wesentliche Abweichung oder ein Verlust" (Ebd. S. 15). Kontextfaktoren stellen den gesamten Lebenshintergrund eines Menschen dar. Sie umfassen zwei Komponenten: *Umweltfaktoren* bilden die materielle, soziale und einstellungsbezogene Umwelt, in der Menschen leben und ihr Leben gestalten. Diese Faktoren liegen außerhalb des Individuums und können seine Leistung als Mitglied der Gesellschaft, seine Leistungsfähigkeit zur Durchführung von Aufgaben bzw. Handlungen oder seine Körperfunktionen und -strukturen positiv oder negativ beeinflussen" (Ebd. S. 20). „*Personbezogene Faktoren* sind der spezielle Hintergrund des Lebens und der Lebensführung eines Menschen und umfassen Gegebenheiten des Menschen, die nicht Teil ihres Gesundheitsproblems oder -zustandes sind" (Ebd. S. 20f.).

Die jeweiligen Dimensionen sind operationalisiert und ermöglichen eine komplexe Beschreibung einer individuellen Situation in einer für alle Disziplinen verständlichen Sprache. Die ICF stellt kein Assessmentinstrument dar (kann aber in Teilen dazu benutzt werden). Die Philosophie der ICF versucht derzeit am weitesten entwickelt der unfassbaren Komplexität menschlicher Gesundheits-, Krankheits- und Behinderungszustände gerecht zu werden.

3.2 Klassifikation der psychischen Störungen und Verhaltensauffälligkeiten

3.2.1 Psychische Störungen und Verhaltensauffälligkeiten

Kinder und Jugendliche mit Intelligenzminderung können an allen psychiatrischen Störungen erkranken. Ihre Feststellung, Definition, Leitsymptomatik, Gruppeneinteilung, Differenzialdiagnose und Klassifikation folgt den gleichen Gesetzmäßigkeiten und Verfahrensweisen wie bei nichtbehinderten auch. Die psychiatrisch-klinischen Syndrome werden auf der MAS-Achse I (einschließlich der tiefgreifenden Entwicklungsstörungen F84), umschriebene

Entwicklungsrückstände auf der Achse II[7], körperliche Störungen (einschl. der sog. Verhaltensphänotypen) auf Achse IV, die begleitenden abnormen psychosozialen Bedingungen auf Achse V und die Beurteilung der psychosozialen Anpassung auf Achse VI erfasst. Die Aufschlüsselung von psychosozialen Anpassungsproblemen infolge psychischer Störungen und infolge der Intelligenzminderung ist in der Globaleinschätzung nicht zu differenzieren. Nach MAS sind auf Achse VI alle Funktionsbeeinträchtigungen zu kodieren, „die als Konsequenz einer psychischen Störung, einer spezifischen Entwicklungsstörung oder einer intellektuellen Beeinträchtigung entstanden sind“ (Remschmidt et al. 2006). Im Einzelfall erweist es sich als nützlich, die Bedingungsanteile entsprechend zu formulieren. Jede psychische Störung ist eine zusätzliche Verstärkung der durch eine Intelligenzminderung bedingten Funktionsbeeinträchtigung.

Untergruppen

Zusatzcodierungen von Verhaltensstörungen nach ICD-10

Nach ICD-10 können die folgenden vierten Stellen bei den Kategorien F70–F79 benutzt werden, wenn das Ausmaß der Verhaltensstörung angegeben werden soll:

- .0 keine oder geringfügige Verhaltensstörung
- .1 deutliche Verhaltensstörung, die Beobachtung oder Behandlung erfordert
- .8 sonstige Verhaltensstörung
- .9 ohne Angabe einer Verhaltensstörung

Die Verwendung dieser Zusatzcodierungen impliziert per se noch keinen kausalen Zusammenhang der Verhaltensauffälligkeiten mit der Intelligenzminderung. Es bleibt aber die Schwierigkeit der ungenügenden diagnostischen Klassifikation von Verhaltensauffälligkeiten, die keinem ICD-definierten Störungsbild zugeordnet werden können. Die Praxis des Klassifikationssystems DC-LD könnte eine Anregung zur Verbesserung sein.

Die gleichen Einschränkungen gelten für die in der WHO-Fassung der „ICD-10 Guide for mental Retardation“ (WHO, 1996) vorgeschlagenen Unterteilung F7x.11 bis .16 für spezielle Verhaltensauffälligkeiten (selbstverletzendes Verhalten, Pica, Hyperkinese, Weglaufen, Fremdaggressionen, Haare ausreißen).

7 Umschriebene Entwicklungsrückstände (F80–83) können bei intelligenzgeminderten Kindern und Jugendlichen selten oder gar nicht diagnostiziert werden, da sie per definitionem ausgestanzte Beeinträchtigungen umschriebener Hirnfunktionen bei sonst altersentsprechendem Entwicklungsstand und nichtbeeinträchtigter intellektueller Fähigkeiten darstellen.

Überaktive Störung mit Intelligenzminderung und Bewegungsstereotypien (F84.4)

Trotz der Feststellung der ICD-10, dass intelligenzgeminderte Personen an allen psychiatrischen Störungen erkranken können, wird unter F84.4 die überaktive Störung mit Intelligenzminderung und Bewegungsstereotypien gesondert aufgeführt. Zugleich wird eingeräumt, dass es sich hierbei um eine schlecht definierte Störung von unsicherer nosologischer Validität handelt. Die Diagnose erfordert die Kombination einer entwicklungsbezogenen, unangemessen schweren Hyperaktivität mit motorischen Stereotypien und einer mittelgradigen/schweren Intelligenzminderung (IQ unter 50).

Tiefgreifende Entwicklungsstörungen (F84)

Im Vordergrund dieser auf der Achse I „klinisch psychiatrisches Syndrom" klassifizierten Störungen stehen nicht die Intelligenzminderung, sondern die dort beschriebenen speziellen Symptome und Psychopathologien. Häufig stellt die Intelligenzminderung ein wesentliches Symptom dar und wird dann auf der Achse III „Intelligenzniveau" klassifiziert.

4 Diagnostik

4.1 Diagnostik der Intelligenzminderung und intellektuellen Behinderung

Die Diagnostik der Intelligenzminderung ist ein komplexer Prozess, der auf mehreren Ebenen mit unterschiedlichen Methoden ablaufen muss (multidimensionale Diagnostik). Die sorgfältige Erhebung der Anamnese, des Entwicklungsstandes, des Entwicklungsverlaufs, der relevanten Rahmenbedingungen sowie die eigentliche medizinische und psychologische (hier insbesondere die psychometrische) Diagnostik ist obligat. Optional sollten spezielle Fragestellungen unter behindertenpädagogischen und förderdiagnostischen Aspekten wie auch differenzialdiagnostisch unter psychiatrischem Aspekt untersucht werden. Die qualifizierte Feststellung des Schweregrades der intellektuellen Einschränkungen, deren individuelle Ausprägung sowie der damit verbundenen körperlichen, psychologischen und sozialen Beeinträchtigungen ist eine entscheidende Grundvoraussetzung für alle weiteren Diagnostiken, Therapien, Förderungen und pädagogischen Maßnahmen.

Art und Schweregrad der intellektuellen Beeinträchtigung bestimmen wesentlich den Umgang im Alltag hinsichtlich Unterstützung, Begleitung, Betreuung, Beaufsichtigung und Pflegeaufwand und damit auch die körperlichen, emotionalen und auch finanziellen Belastungen der Familienangehörigen wie auch der Betreuer in den Einrichtungen. Darüber hinaus beeinflussen sie die gesamte zukünftige Lebensperspektive der betroffenen Person, welche Angebote der Unterstützung von Förderung sinnvoll und notwendig sind und nicht zuletzt welche Hoffnungen und Erwartungen an Selbstständigkeit und Selbstbestimmung anzulegen sind. Und es ist von großer Bedeutung, dass die Bezugspersonen sehr frühzeitig eine gemeinsame, übereinstimmende Überzeugung davon haben, um ihrem Angehörigen eine eindeutige, identitätsstiftende Orientierung zu gewährleisten. Nicht zuletzt auch zur Bewertung psychopathologischer Auffälligkeiten muss der Untersucher notwendig eine realistische Vorstellung vom Ausprägungsgrad der intellektuellen Behinderung haben.

Die möglichst frühzeitige Feststellung einer intellektuellen Behinderung kann auch unerwünschte Wirkungen haben (Stigmatisierung, Vernachlässigung weiterer Förderung, Beeinträchtigung der emotionalen Beziehung u. a.) und sollte daher im Einzelfall genau überlegt werden (möglichst auch im Zusammenhang mit einer ursächlichen Klärung der Behinderung).

Diagnostik sollte neben der Feststellung der Einschränkungen die stets auch vorhandenen Ressourcen und besonderen Befähigungen erkennen. Eine solche ressourcenorientierte Diagnostik der Intelligenzminderung fragt nach besonderen Fähigkeiten und Verhaltensweisen, die positive Reaktionen im Umfeld auslösen, nach erfolgreichen Bewältigungsstrategien psychosozialer Belastungen und nach Meilensteinen der Entwicklung.

Der diagnostische Prozess ist so zu gestalten, dass sich sowohl die Kinder als auch die Eltern in ihren Entwicklungsschritten gewürdigt sehen, auch wenn nicht die allgemeinen Normparameter erreicht werden. Vor dem Hintergrund individueller Entwicklungsvoraussetzungen sind Entwicklungsfortschritte und die dazu führenden Bewältigungsstrategien besonders anzuerkennen. Eine allein auf den Defekt gerichtete Diagnostik kann sowohl die Kinder und Jugendlichen selbst als auch ihre Bezugssysteme erheblich verunsichern und eine Selbstwertproblematik verstärken. Die Induzierung von Schuld- und Versagensgefühlen sollte unbedingt vermieden werden, die Familien sicher vor Abwertung sein. Dabei müssen die Vorerfahrungen, die die Familien mit diagnostischen Prozessen haben, berücksichtigt werden. Zu vermeiden sind schematisierte Abläufe, die ausschließlich am Untersucherinteresse orientiert sind und die Befindlichkeit der Betroffenen unberücksichtigt lassen. Die diagnostische Situation ist so zu gestalten, dass Kinder und Jugendliche sich auf eine ihnen angemessene Art und Weise einbringen können.

4.1.1 Anamnese

Die Informationen über Entwicklungsstand, Entwicklungsgeschichte (einschl. Bildungsgang), Krankheitsgeschichte nebst zusätzlicher Risikofaktoren, störungsrelevanter Rahmenbedingungen, aber auch erfolgreicher Bewältigungsstrategien und besonderer Fähigkeiten werden in der Regel von den Eltern erfragt. Die betroffenen Kinder und Jugendlichen sind im Rahmen ihrer Möglichkeiten einzubeziehen. Hilfreich ist die Einbeziehung von Informationen aus dem weiteren sozialen Umfeld der Familien (Kindergarten, Schule,

Hort oder anderen spezifischen Fördereinrichtungen). Diese Einbeziehung sollte jedoch in der Regel in besonderer Abstimmung mit den Eltern erfolgen.

4.1.2 Entwicklungsstand

Die Untersuchung umfasst die Exploration der Eltern hinsichtlich des Entwicklungsstandes, die Einholung von Informationen Dritter und von sämtlichen Vorbefunden aller Art, die Verhaltensbeobachtung in Untersuchungssituationen sowie die eigene Befragung hinsichtlich:

- kognitiver Leistungsfähigkeit: Denken, Wahrnehmung, Gedächtnis,
- Sprache, Motorik, Lernfähigkeit, Emotionalität,
- Kommunikation und zwischenmenschlicher Fähigkeiten (Sprachverständnis, expressiver Sprache),
- lebenspraktischer Fertigkeiten, schulischer Fertigkeiten, Freizeit, Körperhygiene, Ernährung (Essen, Trinken),
- Hobbys, Vorlieben und Abneigungen, besondere Gewohnheiten und auffälligem Verhalten, („Marotten"),
- sozialer Durchsetzungs- und Anpassungsfähigkeit,
- Regelverständnis, Lenkbarkeit und erzieherischer Beeinflussbarkeit,
- Verhalten in Belastungs- und Stresssituationen (Ablenk- und Abwehrverhalten, Frustrationstoleranz),
- Fähigkeit verschiedener Kontaktpersonen und Situationen einzuschätzen (Distanzlosigkeit, Gefahreneinsicht, Unfalltendenzen),
- Verhalten und Interaktion mit relevanten Bezugspersonen zu Hause und in sozialen Kontexten (Kindergarten/Schule/anderen Einrichtungen).

Im Ergebnis entsteht so eine differenzierte Einschätzung des psychosozialen und emotionalen Entwicklungsstandes einer Persönlichkeit in Beziehung zum chronologischen Alter. Dieser Befund bildet aus entwicklungspsychologischer und -psychiatrischer Perspektive gleichsam den Hintergrund oder die Basis für alle weiteren Einschätzungen und Bewertungen der Lebensäußerungen des Klienten.

4.1.3 Entwicklungsgeschichte

Die Entwicklungsgeschichte des Kindes wird unter Beachtung der einleitenden Bemerkungen von den Eltern/Bezugspersonen exploriert hinsichtlich des üblichen individuellen Entwicklungsprozesses im Kontext der familiären Bedingungen und wie sich diese besonderen Herausforderungen und Belastungen durch die Behinderung des Kindes aus Sicht der Eltern entwickelt haben. Dabei interessieren nicht nur die unmittelbaren Wechselwirkungen, sondern insbesondere die besonderen Bewältigungsstrategien der Eltern und ihre Folgen für das familiäre Klima (vgl. auch Box 2). Hierbei muss der Untersucher in äußerst einfühlsamer Weise die Bereitschaft und Grenzen der Eltern respektieren, sodass einige Themen erst im Verlauf eines längeren Beratungsprozesses – wenn überhaupt – zur Sprache kommen können.

Box 2

Exploration des individuellen Entwicklungsprozesses des Kindes im Kontext der familiären Bedingungen

Individueller Entwicklungsprozess

- Risiken während der Schwangerschaft, Geburt, Neugeborenenperiode
- Meilensteine der Entwicklung (motorische Entwicklung, Sprachentwicklung, Sauberkeitsentwicklung)
- Beginn, Intensität (Gesamtentwicklung, Teilbereiche) und Verlauf der Entwicklung (Stillstand, Abbau, auch Beeinflussung durch Belastungen).
- Bewältigung von Entwicklungsaufgaben (z. B. Eingliederung in den Kindergarten und Schule)
- allgemeine und spezielle Risikofaktoren, psychosoziale Belastungen und körperliche Krankheiten

Entwicklungsbedingungen in der Familie

- Belastungen und Ressourcen der Familie
- familiäre und elterliche Bewältigungsstrategien der Behinderung des Kindes
- Hypothesen der Eltern bzgl. der Ursachen der Behinderung
- Hoffnungen und Erwartungen an die weitere Entwicklung des Kindes
- Förderungskonzepte und -möglichkeiten der Eltern
- Erziehungsverhalten und Tendenzen der Über- oder Unterforderung in der Erziehung
- Qualität der Eltern-Kind-Beziehung
- Beziehungen zu den Geschwisterkindern
- Fähigkeit und Bereitschaft, sich auf die Förderangebote des Kindergartens, der Schule und anderer Einrichtungen einzulassen
- hilfreiche und schädigende Kontakte zu Helfersystemen (Vorerfahrungen mit Ärzten, Heilern, Lehrern, Ämtern) und – nicht zuletzt –
- materielle Lebensbedingungen und sozioökonomische Lage der Familie

Die Entwicklungsgeschichte aus Sicht der primären Bezugspersonen sollte durch Informationen aus Kindergarten/Schule/sonstigen Einrichtungen ergänzt und evtl. modifiziert werden. In gleicher Weise sollten – soweit möglich – Entwicklungsstand und Sozialisationsbedingungen aus Sicht von Pflegeeltern und Heimbetreuern erfragt und evtl. durch Jugendamtsakten ergänzt werden.

4.1.4 Störungsrelevante Rahmenbedingungen

Die sozioökonomische Lage der Familie beeinflusst nicht nur die unmittelbare familiäre Situation, sondern bestimmt auch wesentlich die Art und Weise der Beziehungen zu den sozialen Institutionen Frühförderung, Kindergarten, Schule, Jugendamt, Strukturen im Sozialraum und insbesondere auch die Zugänglichkeit und Inanspruchnahme von Gesundheitsleistungen (Vorsorge, Versorgung im Krankheitsfall).

Darüber hinaus kann es zu mehr oder weniger ausgeprägten Konflikten über unterschiedliche Vorstellungen der genannten Institutionen zu den Leistungs-, Verhaltens- und Alltagskompetenzen des Kindes kommen, über pädagogische Beurteilungskriterien und Paradigmen, über die Hoffnungen und Erwartungen an die weitere Entwicklung und wie diese unterstützt werden kann. Solche Konfliktsituationen können sich ausgesprochen entwicklungshemmend auswirken und sollten unbedingt vermieden werden. Gerade ärztliche Autorität und Kompetenz kann hier eine pragmatisch-konstruktive Kooperation der beteiligten Berufsgruppen unterstützen, um ein einheitlich strukturiertes Erziehungs- und Entwicklungsfeld zu schaffen und Ressourcen, die sich in einem Bereich zeigen, für den anderen und v. a. für den Patienten selber nutzbar zu machen.

4.1.5 Medizinische und psychologische Diagnostik

Intelligenz-, Entwicklungs- und Leistungsdiagnostik gehören zur vollständigen Abklärung der Intelligenzminderung. Erforderlich ist die individuelle Testung in Abhängigkeit von der Beeinträchtigung und Kooperationsbereitschaft der Person. Bei der Auswahl der Instrumente und Interpretation der Ergebnisse müssen soziokultureller Hintergrund, bisherige Bildungsmöglichkeiten, kommunikative, motorische und sensorische Beeinträchtigungen berücksichtigt werden. In der Regel ist das Profil der Stärken und Schwächen einer Person in der Alltagsbewältigung eine präzisere Grundlage für die Abschätzung der Lernfähigkeit als die Bestimmung des Intelligenzquotienten. Die Testung muss eingebettet sein in den Zusammenhang der Fragestellung bzw. das Anliegen der Familie. Die Bestimmung des Testzeitpunkts, die Erklärung der Bedeutung für das Kind bzw. den Jugendlichen und die Testinterpretation bedürfen großer Sorgfalt und Sensibilität. Das Tempo der Diagnostik sollte abgestimmt sein auf das Tempo der Familie. Eine unvorbereitet konfrontative Mitteilung über eine Behinderung kann für die Betroffenen und deren Familien zu großer Abwehr führen und erheblichen Schaden anrichten.

Die medizinischen Zusatzuntersuchungen orientieren sich jeweils an spezifischen Indikationen.

Medizinische Diagnostik

Die Ziele medizinischer Diagnostik liegen in der Einschätzung der ursächlichen Bedingungen, der Art und des Ausmaßes der Intelligenzminderung einschl. der sensorischen Fähigkeiten sowie in der Einleitung weiterer notwendiger und optionaler Diagnostik (zur Abklärung spezieller Syndrome, neurodegenerativer Erkrankungen, Stoffwechselstörungen, neurologischer Störungen). Die medizinische Basisdiagnostik ist eine unverzichtbare Voraussetzung für alle weiterführenden Untersuchungen einer Intelligenzminderung. Sie sollte kooperativ von Kinder- und Jugendpsychiatern, Neuropädiatern oder Kinderärzten durchgeführt werden.

Dazu gehören notwendig:

- körperliche Untersuchung (entwicklungsneurologisch, unter Verwendung von Checklisten zur Erkennung von Dysmorphiezeichen bzw. „minor physical Anomalies“, internistische Untersuchung)
- Sehprüfung
- Sprach- und Hörprüfung
- elektrophysiologische Untersuchungen (EEG, ggf. EP, EMG)
- optional mit großzügiger Indikation: MRT

Im Einzel- und Verdachtsfall (z. B. bei Hinweisen auf das Vorliegen spezieller Syndrome) können optional weitere elektrophysiologische, neuroradiologische, biochemische und serologisch-immunologische Untersuchungen (u. a. Hormonanalysen, genetische Untersuchungen, Liquoruntersuchungen, Biopsien) durchgeführt werden. Insbesondere zur Feststellung der möglichen Ursachen der geistigen Behinderung kann dies u. U. außerordentlich hilfreich und entlastend sein, sollte aber unbedingt ausführlich vorher mit den Angehörigen besprochen werden. Zweifellos haben die Vorstellungen, die Eltern über die ursächlichen Bedingungen der geistigen Behinderung ihres Kindes haben, einen großen Einfluss auf die Entwicklung der emotionalen Beziehungen und des innerfamiliären Klimas, somit auf die gesamte psychosoziale Entwicklung des Kindes.

Psychologische Untersuchung

Die Ziele der (neuro-)psychologischen Diagnostik sind insbesondere die valide Klassifikation des Schweregrads der Intelligenzminderung bzw. des Ausmaßes der Beeinträchtigungen der kognitiven Fähigkeiten, um daraus die oftmals entscheidenden Hinweise abzuleiten für:

- den angemessenen und förderlichen Umgang im Alltag nach Maßgabe der vorliegenden Fähigkeiten, Potenziale und Möglichkeiten,
- die Einleitung spezifischer heilpädagogischer Übungs- und Förderprogramme (z. B. Sprache, Motorik, Wahrnehmung),
- die angemessene Beschulung und berufliche Eingliederung.

Die Durchführung dieser differenzierten Diagnostiken ist daher vorrangig erfahrenen Psychologen oder speziell ausgebildeten Heil- oder Sonderpädagogen vorbehalten.

Zur *Basisdiagnostik* gehören:

- ausführliche Untersuchung der Intelligenz mit standardisierten Intelligenztests (z. B. Kaufman Assessment Battery for Children – K-ABC, Wechsler Verfahren – HAWIK-III, Snijders-Oomen Nicht-verbaler Intelligenztest – SON-R2$^{1/2}$-7, Coloured Progressive Matrices – CPM, Grundintelligenztest – CFT 1/20)
- ausführliche Entwicklungsdiagnostik, wenn eine Intelligenztestung aufgrund der Beeinträchtigung und Kooperationsfähigkeit bzw. des Alters (Säugling, Kleinkind, mentales Alter < 3) nicht möglich ist
- Erfassung des Entwicklungsstandes (z. B. Entwicklungstest 6 Monate – 6 Jahre – ET 6-6, BAILEY-Scales, Wiener Entwicklungstest – WET für Kinder im Alter von 3 bis 6 Jahren, Griffith-Entwicklungsskalen – GES in den ersten 2 Lebensjahren, Münchener Funktionelle Entwicklungsdiagnostik – MFED für das 1. und 2./3. Lebensjahr, Ordinalskalen zur sensomotorischen Entwicklung bis zum Ende des 2. Lebensjahres)
- Arbeitsproben (z. B. Malen, Spielen, Alltagsfertigkeiten beim Essen, Anziehen usw., Kulturtechniken), die leicht im Verlauf der Untersuchungssituation (z. B. auch zur Kontaktaufnahme, als Explorationshilfe usw.) durchgeführt werden können

Optional können durchgeführt werden:

- Erfassung von Leistungen mit speziellen standardisierten Verfahren für die zugrunde liegende Subpopulation (Testbatterie für geistig behinderte Kinder, TBGB für Kinder im Alter von 7–12;11 Jahren)
- Erfassung spezieller Funktionen (z. B. neuropsychologische Verfahren, BLN-K, Tübinger Luria-Christensen Neuropsychologische Untersuchungsreihe für Kinder TÜKI, Heidelberger Sprachentwicklungstest HSET, Frostigs Entwicklungstest der visuellen Wahrnehmung FEW, Körperkoordinationstest für Kinder KTK, Sprachentwicklungstest für zwei- bzw. drei- bis fünfjährige Kinder SETK-2/3–5, Allgemeiner Wortschatztest für drei bis sechsjährige Kinder AWST, spezielle Untertests der Leistungsverfahren oder Skalen der Entwicklungsverfahren)
- Beurteilung adaptiver Kompetenzen mit dem Heidelberger Kompetenz-Inventar (HKI) für Schulkinder zwischen 7 und 16 Jahren
- Fragebogen zur Erfassung des Verhaltens und der gegenwärtigen sozialen Anpassungsfähigkeit (z. B. Vineland Social Maturity Scale, deutsche Kurzform; Vineland Adaptive Behavior Scales, Adaptive Behavior Scale, Nisonger Child Behavior Checklist, Aberrant Behavior Checklist, Verhaltensfragebogen für Kinder mit Entwicklungsstörungen (VFE))
- Erfassung aggressiven Verhaltens mit Modified Overt Aggression Scale – MOAS, Frankfurter Aggressionsfragebogen – FAF, Disability Assessment Schedule – DAS

- Wenn testpsychologische Untersuchungen nicht durchführbar sein sollten (z. B. Schweregrad der Behinderung, aggressive Verweigerung, technische Gründe) bleibt die „klinische Beurteilung" (als Resultat der Eltern- und Fremdberichte, der eigenen Verhaltensbeobachtung und von Arbeitsproben), die selbstverständlich als solche formuliert und begründet werden muss.

Differenzialdiagnostik

Differenzialdiagnostisch sind sensorische Störungen und die folgenden schweren psychiatrischen Störungsbilder abzugrenzen:

- schwere umschriebene Entwicklungsstörungen (F80 und 81)
- Bindungsstörungen (F94.1)
- Mutismus (F94.0)
- tiefgreifende Entwicklungsstörungen (F84)
- (emotionale) Lernstörungen ohne Intelligenzminderung
- Traumafolgestörungen (F62, F62.1)
- dementielle Prozesse (F00–03)
- schizophrenes Residuum (F20.5)
- affektive Störungen (F 30–39)

Andauernde Misshandlungen oder massive Vernachlässigung im Kontext umfassender Deprivation des Kindes (incl. Münchhausen by proxy) können eine intellektuelle und psychosoziale Beeinträchtigung im Sinne einer geistigen Behinderung bedingen.

Auswahl der Methoden und Vermittlung der Untersuchungsergebnisse

Die Auswahl und das Ausmaß der gewählten diagnostischen Methoden muss in einem vernünftigen Verhältnis zum Auftrag, Ziel und Nutzen der Maßnahmen stehen und sich immer am Wohl des Patienten selber orientieren. Einem übergroßen Verlangen nach erschöpfender Diagnostik von Eltern, Lehrern oder Ämtern, ideologisierten Fragestellungen oder Verweigerung sinnvoller Untersuchungen darf im Interesse des Wohles der Patienten nicht nachgegeben werden. Hier sind vorbereitende und begleitende Gespräche mit den Auftraggebern unerlässlich. Meist ist es sinnvoll, die Erzieher und Lehrer in den Informationsprozess einzubeziehen. Dieses bedarf aber der Billigung der Eltern und darf nicht von der einen oder anderen Seite zu eigenen Zwecken instrumentalisiert werden.

Den Eltern und Patienten selber müssen im Fachjargon formulierte, medizinische und psychologische Vor- und Eigenbefunde verständlich und empathisch „übersetzt" werden. Die subjektive Bedeutung der Befunde sollte erfragt werden, um Missverständnisse aufzuklären, Informationslücken zu schließen und der bisherigen diagnostischen und therapeutischen Biographie einen verständlichen Rahmen zu verleihen. Es ist dabei den Fragen der Patienten und ihrer Eltern Raum zu geben und eine Bevormundung zu vermeiden. Offene und dialogbereite Informationsvermittlung ist eine vertrauensbildende Maßnahme, die in den oft unübersichtlichen Helfersystemen Spaltungstendenzen zwischen allen Beteiligten zu verhindern hilft.

Das Paradoxon des Behindertenstatus

Die Zuordnung zum Personenkreis des § 53 SGB XII (Eingliederungshilfe für Behinderte) und die Eingliederung in die zugehörigen spezialisierten Hilfen und Institutionen produziert ein Paradoxon: Die Zugehörigkeit bedeutet einerseits eine Anerkennung und Individuation als „Behinderter" und die Sozialisation in den entsprechenden sozialen Versorgungsräumen. Nicht selten gehen Verhaltensauffälligkeiten der Menschen mit geistiger Behinderung auf die Erfüllung von Verhaltenserwartungen der familiären und schulischen Bezugsgruppen sowie auf Modelllernen in diesen Gruppen zurück, die den Status des „Behinderten" geradezu karikaturenhaft bestätigen. Andererseits ist das Ziel dieser Hilfen gerade die Überwindung dieser Individuation und Sozialisation sowie die Verbesserung der Teilhabe am Leben der Gesamtgesellschaft. Der Behinderte wird gleichzeitig in seinem Status bestätigt, fixiert und kritisiert, versorgt und ausgegrenzt. Die Patienten leiden dann unter Rollenunsicherheiten, die als Selbstwertprobleme internalisiert werden. Dieses Paradoxon ist unter den gegenwärtigen gesellschaftlichen Bedingungen nicht auflösbar bzw. höchstens in seiner destruktiven Tendenz abzumildern, wenn sich die Normen der Familien, der Spezialinstitutionen und der Gemeinde integrativ aufeinander zu bewegen, verschmelzen und gemeinsame Lebens- und Erfahrungsräume schaffen, also wirkliche integrative oder inklusive Bedingungen. Hier ist das Engagement aller Verantwortlichen gefordert, um diese Entwicklung zu unterstützen.

4.2 Diagnostik der psychischen Störungen und Verhaltensauffälligkeiten

Jede psychische Störung kann auch bei Menschen mit geistiger Behinderung auftreten. Modifikationen ergeben sich aus dem Schweregrad der Intelligenzminderung wie auch aus der entwicklungsgeschichtlich[8] begründeten besonderen Ausgestaltung der jeweiligen Symptomatiken. Die kinder- und jugendpsychiatrische Differenzierung der Verhaltensauffälligkeiten erfordert eine erneute, umfassende Untersuchung, die im Wesentlichen den Empfehlungen der jeweiligen Störungsbilder folgt. Die Gesamtheit der diesbezüglich erhobe-

8 Diese Entwicklungsorientierung bedeutet die Berücksichtigung des sozioemotionalen Entwicklungsstandes des Kindes, Jugendlichen und jungen Erwachsenen in der Bewertung seiner Lebensäußerungen, Kommunikations- und Verhaltensweisen, Interaktionsmuster, Bedürfnisse und Bewältigungsstrategien.

nen Befunde wird in geeigneter Form zusammengefasst und bewertet. Nach den Standards der Kinder- und Jugendpsychiatrie geschieht dies nach dem „Multiaxialen Klassifikationsschema für psychische Störungen des Kindes- und Jugendalters (MAS)" (Remschmidt et al., 2001).

4.2.1 Allgemeine psychiatrische Diagnostik

Die psychiatrische Diagnostik folgt dem üblichen Untersuchungsgang der Kinder- und Jugendpsychiatrie unter Zuhilfenahme verschiedener Methoden auf mehreren Ebenen (Prinzip der multidimensionalen Diagnostik). „Der diagnostische Prozess ist bei Menschen mit geistiger Behinderung im Prinzip der gleiche wie bei nicht behinderten. Die diagnostischen Methoden werden in Abhängigkeit von den kognitiven und kommunikativen Fähigkeiten modifiziert. Bei Menschen mit leichterer geistiger Behinderung mit guten verbalen Fähigkeiten unterscheiden sie sich kaum von denen, die bei durchschnittlich Intelligenten angewandt werden. Je geringer die kommunikativen Fähigkeiten sind, desto mehr ist die Diagnostik von Informationen der Helfer abhängig, die mit dem Klienten vertraut sind und von direkter Verhaltensbeobachtung" (American Academy of Child and Adolescent Psychiatry, 1999; Übersetzung: K. H.). In besonderer Weise gilt jedoch, dass die Diagnostik auch von der Bereitschaft der Untersucher abhängt, eigene kommunikative Unsicherheiten zu überwinden und sich auf die Erfahrungswelt von Kindern und Jugendlichen mit Intelligenzminderungen einzulassen, und dabei andere als allein verbale Zugänge zu probieren.

Es ist üblich, zwischen notwendig durchzuführender Basisdiagnostik und weiterführender und optionaler Diagnostik zu unterscheiden. *Optionale Dianostik* wird weiterhin dann durchgeführt, wenn sich eine begründete weitere Indikation aus den bisherigen Befunden ergeben hat. Sie kann störungsspezifisch oder im Rahmen der Gesamtbeurteilung indiziert sein.

Gerade die Diagnostik von Verhaltensauffälligkeiten und psychischen Störungen muss neben der Feststellung der Pathologie stets ressourcenorientiert danach fragen, inwieweit das Problemverhalten für das Individuum im sozialen Kontext als sinnvolle Problemlösung zu verstehen ist. Vor allem sollte nach den Bedingungen von Ausnahmen gesucht werden, in denen kein Problemverhalten gezeigt wird.

Die Kinder und Jugendlichen und auch ihre Angehörigen sollten in besonderer Weise Sicherheit im diagnostischen und später therapeutischen Raum erfahren. Sicherheit bedeutet, sicher zu sein:

- vor Schuldvorwürfen
- nicht das Gesicht zu verlieren oder nur auf den Defekt hin diagnostiziert zu werden
- dass das Gegenüber Zeit hat

- mit den persönlichen Anliegen ernst genommen und nicht schematisierenden Aufnahmeprozeduren unterworfen zu werden
- den diagnostischen Prozess mit gestalten zu können
- feste und verlässliche Ansprechpartner zu haben
- als Eltern sogar die Sicherheit zu haben, über ablehnende Gefühle den Kindern gegenüber sprechen zu können, diese nicht leugnen zu müssen
- von den Expertendialogen nicht ausgeschlossen zu werden
- Anerkennung für die eigenen Bemühungen zu finden und nicht an schematisierten Normwerten gemessen zu werden
- wie jeder andere Mensch und als ganze Person mit ihren Licht- und Schattenseiten, ihren Stärken und Schwächen, ihren Wünschen und Abneigungen, Hoffnungen und Enttäuschungen wahr- und ernstgenommen zu werden.

4.2.2 Anamnese, Entwicklungsstand, Entwicklungsverlauf

Im Wesentlichen unterscheidet sich dieser Untersuchungsgang von der bereits erläuterten Diagnostik der Intelligenzminderung dadurch, dass er ergänzend die biologischen und psychosozialen Risiken in Bezug auf die Entstehungsgeschichte psychischer Störungen erweitert. Entwicklungsgeschichte und Entwicklungsstand des Patienten einschließlich belastender Lebensereignisse und weiterer Risikofaktoren werden von den primären Angehörigen und möglicherweise von anderen zuverlässigen Quellen erhoben. Es gilt insbesondere den familiären und sozialen Hintergrund (Haushalt, Zusammensetzung, Sorgerecht, Dynamik, Beziehungen, Bindungsstile, Erziehungsmethoden, Einstellungen zur Behinderung) zu erkunden. Wichtig ist von den Eltern zu erfahren, welche Entwicklungsaufgaben vom Patienten und der Familie für sie schon befriedigend gelöst wurden, welche als nächste erkannt wurden und wie diese gemeinsam bewältigt werden sollen (oder nicht). Hierzu muss eine sorgfältige Entwicklungs- und Strukturdiagnose gestellt und Erkenntnisse der Entwicklungspsychologie eingebracht werden, um „den Patienten dort abzuholen wo er steht“ und nicht dem Wunschdenken der Eltern und Lehrer nachzugeben. Soweit es möglich und angebracht ist, sind auch hier die betroffenen Kinder und Jugendlichen mit einzubeziehen. Damit dies gelingt, ist ein besonders achtsamer Umgang mit den Kindern und ihren Familien erforderlich. Dazu ist es notwendig, sich eine Vorstellung von der psychischen Struktur der Bezugspersonen und der Familie v. a. in Hinsicht auf deren persönliche und systemische Ressourcen zu machen.

Strukturierte Vorlagen (z. B. das *Explorationsschema für Psychische Störungen bei Kindern und Jugendlichen* EPSKI; in Döpfner et al. 2000; schematisierte Befunddokumentationen aller Art) können vor allem dem Anfänger eine Hilfe sein, um so ein möglichst vollständiges Bild der Situation zu bekommen. Wesentlich bleibt jedoch die Bezogenheit auf das Anliegen des Kindes und der Familie.

Optional können Bezugspersonen, Lehrer und Erzieher gebeten werden, Fragebögen zur Erfassung eines breiteren Spektrums psychischer Auffälligkeiten auszufüllen (z. B. *Child Behavior Checklist* CBCL). Häufig sind diese außerordentlich interessiert, sich in den Behandlungsprozess aktiv einzubringen. Notwendig ist dabei, einen Konsens über Ziele und Methoden der Diagnose und Therapie sowie über die Rollenverteilung in der interprofessionellen Zusammenarbeit der „Patienten-Eltern-Helfer-Gruppe" herzustellen (Jungmann & Roosen-Runge 2004)

Die sog. projektiven Verfahren zur Verhaltens- und Psychodiagnostik sind nur bei leichter behinderten Kindern und Jugendlichen einzusetzen. Ihre hypothesengenerierende Qualität ist anerkannt. Als kindgerechte Explorationshilfe wie auch zur Verhaltensbeobachtung können sie sehr hilfreich sein. Die am häufigsten benutzten Verfahren sind Sceno-Test, Familie in Tieren, Schwarzfuß-Test und Satz-Ergänzungstest.

4.2.3 Familiäre Bedingungen und störungsrelevante Rahmenbedingungen

Die Einschätzung der Familie als den wichtigsten risikoerhöhenden bzw. -mindernden Ort in der Entwicklung psychischer Störungen bei Kindern und Jugendlichen gehört zwingend zur Basisdiagnostik dazu. In ähnlicher Weise wie die Familienangehörigen sollten auch Ersatz-/Pflegeeltern und Mitglieder der betreuenden Teams in stationären Einrichtungen exploriert werden.

Dabei geht es unter salutogenetischer Perspektive um entwicklungsfördernde und stabilisierend-haltgebende Ressourcen, Bindungsangebote und -möglichkeiten, die Kohärenz und Stabilität der (Ersatz-)Familie, die affektiven, emotionalen Qualitäten sowie die strukturelle Geordnetheit und die Respektierung von Subsystemen und individuellen Grenzen. Unter entwicklungspsychopathologischer und pathogenetischer Perspektive sollte insbesondere auf relevante Bedingungen und Faktoren des familiären und erweiterten soziokulturellen Kontextes geachtet werden (s. Box 3; vgl. auch Box 2)

Box 3

Relevante Bedingungen und Faktoren des familiären und erweiterten Kontextes

- übermäßige Belastungen und (fehlende) Ressourcen der Familie
- (dysfunktionale) familiäre und elterliche Bewältigungsstrategien der Behinderung des Kindes insbesondere Symbiosen, Kollusionen und Koalitionen innerhalb der Familie
- psychische Auffälligkeiten und Störungen bei den Eltern
- langdauernde tiefgreifende elterliche Konflikte
- schuldhafte Verstrickungen über die Ursachen der Behinderung des Kindes

- Qualität der Eltern-Kind-Beziehung (Bindungsstil, Wärme, Akzeptanz, Empathie)
- emotionale, körperliche und/oder sexuelle Misshandlung
- resignative, fatalistische Einstellungen zur weiteren Entwicklung des Kindes
- inkonsistentes, unangemessenes Erziehungsverhalten und Tendenzen der Über- oder Unterforderung in der Erziehung
- ausgrenzende und rivalisierende Beziehungen zu den Geschwisterkindern
- mangelnde Wärme in den familiären Beziehungen, Zurückweisung, Überforderung
- irritierender Einfluss von außenstehenden Ratgebern (Großeltern, Heilern, Selbsthilfegruppen, Internet, Sekten etc.)
- Belastungen durch familiäre oder durch Helfer induzierte Schuldgefühle
- erhebliche Diskrepanzen in den Sichtweisen der beteiligten Personen und Institutionen über Ausmaß und Schweregrad der Behinderung, über Problemverhalten, über erzieherische und therapeutische Erfordernisse; evtl. Spaltungstendenzen zwischen den Beteiligten
- fehlende Integration des Kindes in peer-groups, Freizeitgruppen, Vereine
- materielle Lebensbedingungen, Risikofaktoren und sozioökonomische Lage der Familie

Spezielle familiendiagnostische Verfahren bzw. tiefergehende Betrachtungen der Gruppendynamik in Teams (z. B. durch Teilnahme an einer Teamsitzung) sind optional. Hieraus können sich sowohl Veränderungspotenziale als auch Hinweise auf schwierige, belastende und dysfunktionale Bedingungen ergeben, die für die zu untersuchende Problematik eine Rolle spielen (z. B. Konfliktsituationen zwischen Teammitgliedern oder zwischen Team und Leitung mit Triangulationen der Bewohner oder tiefgreifende Unterschiede in der Berufs- und Erziehungsauffassung).

4.2.4 Spezielle Probleme der psychiatrischen Diagnostik

Es gibt einige Problembereiche, die bei Nichtbeachtung die schon an sich schwierige psychiatrische Diagnostik erheblich belasten und die Validität stark einschränken.

„Diagnostic Overshadowing"

Laien wie Fachleute sehen die oftmals außergewöhnlichen Verhaltensweisen von Menschen mit geistiger Behinderung als typische zur Behinderung gehörende Äußerungsformen. Das Etikett „geistige Behinderung" kann also verhindern, gleichzeitig bestehende psychische Auffälligkeiten und psychiatrische Symptomatik wahrzunehmen. Diese Haltung des „diagnostic overshadowing“ (Reiss et al., 1982) stellt ein zentrales Problem im Erkennen psychischer Auffälligkeiten und Störungen bei Menschen mit geistiger Behinderung dar. Aus fachlicher Sicht ist diese Haltung obsolet. Sie verhindert, dass überhaupt diagnostische Prozesse und damit Behandlungen eingeleitet werden (Moss 1999).

Probleme der Untersuchungssituation

Menschen mit geistiger Behinderung können Untersuchungssituationen als erhebliche Belastung erleben – möglicherweise auch im Kontext früherer traumatisierender Erfahrungen von schmerzhaften und folgenschweren Eingriffen – und mit Flucht, Verweigerung, Aggression oder mit bizzaren, panikähnlichen Verhaltensweisen reagieren. Die Untersuchung ist meistens viel langwieriger, weil offensichtlich erheblich störanfälliger, als bei Nichtbehinderten. Zeit, Geduld und die Bereitschaft, auch mehrere Kontaktversuche zu machen, sind Voraussetzungen, um die diagnostische Validität zu erhöhen, ebenso die Gestaltung des Settings selbst, z. B. durch die Anwesenheit der wichtigsten Bezugsperson, um möglichst viel Sicherheit und Vertrauen für den Patienten zu schaffen und Hilfe bei der „Übersetzung“ sprachlicher oder verhaltensmäßiger Äußerungen zu erhalten, sowie in der Schaffung eines reizarmen, behindertengerechten Milieus, in dem der behinderte Mensch gute Chancen hat, sich auf die Interaktion mit dem Untersucher zu konzentrieren und einzulassen.

Die spezielle Ausgestaltung psychopathologischer Symptome und „underreporting“

Die Ausgestaltung der speziellen Psychopathologie ändert sich mit zunehmendem Schweregrad der intellektuellen Behinderung als Folge der eingeschränkten und damit veränderten Wahrnehmung und Verarbeitung innerer und äußerer Erfahrungen, Informationen und Reize. Menschen mit geistiger Behinderung haben eine zunehmend spezielle Art und Weise des Denkens, der Interaktion und Kommunikation, des Umgangs mit Belastungen und mit irritierenden Lebensereignissen (vgl. Sovner & DeNoyers Hurley 1986). Die Äußerungsformen werden zwar „einfacher“, damit aber in sich zunehmend vieldeutiger und für den Beobachter immer schwerer zu entschlüsseln. Zudem reichen die selbstreflexiven, introspektiven Möglichkeiten und Fähigkeiten oftmals nicht aus, um über inneres Erleben und über die persönliche, je besondere Art der Wahrnehmung äußerer Ereignisse zu berichten. Mit zunehmendem Schweregrad der Behinderung verändert sich also die übliche Psychopathologie. Die diagnostischen Kriterien werden unsicherer. Ein großer Teil psychiatrischer Diagnostik beruht zudem in weiten Teilen auf verbalen Mitteilungen. Beschränkt sich der Untersucher auf nur sprachliche Methoden bei Menschen mit geringer oder fehlender sprachlicher Kommunikation, so wird er kaum zu einem zuverlässigen Ergebnis kommen („underreporting“).

4.2.5 Lösungsstrategien zur Bewältigung der besonderen Probleme der Diagnostik

Zur Lösung der vorgenannten speziellen Probleme könnten die folgenden Überlegungen und Erfahrungen genutzt werden:

- Einführung einer gemeinsamen Symbolsprache: Der Untersucher einigt sich mit dem Patienten z. B. auf eindeutige Signale der Ablehnung oder Zustimmung. Über die bessere Verständigung hinaus ergeht an den Klienten damit ein wichtiges Signal, weil er nämlich spürt, dass sich jemand wirklich Mühe gibt, ihn zu verstehen.
- Manche sprechbehinderte Patienten können sehr differenziert ihre Gedanken und Wünsche malen oder psychodramatisch ausdrücken. Es ist dann sinnvoller, diese Kommunikationswege zu nutzen als sich frustrierenden Sprechübungen und -korrekturen zu widmen, die das Arzt-Patientenverhältnis mehr belasten als fördern.
- Die Familien verfügen oft über eine nur für sie und den Patienten verständliche „Privatsprache". Sie stellt eine Kommunikationsressource dar, die jedoch eher zur familiären Isolierung als zur allgemeinen Integration genutzt wird. Es bedeutet behandlungstechnisch und psychodynamisch einen Durchbruch, wenn der Arzt diese Sprache von der Familie erlernen darf und damit Zugang zu bis dato exklusiv gebliebenen Inhalten gewährt wird.
- Wahrnehmung der emotionalen Wirkung des Patienten auf den Untersucher und Deutung der körperlichen Ausdrucksweisen hinsichtlich ihres emotionalen Gehalts. Dies ist ein wesentlicher Teil jeder üblichen psychiatrischen Untersuchung. In gleicher Weise ergibt es Sinn, Angehörige, Mitarbeiter und Betreuer nach diesen emotionalen Erlebensweisen zu fragen.
- Ein ähnliches Vorgehen empfiehlt das systemische Konzept: Die Grundidee dabei ist, dass Menschen – auch Menschen mit geistiger Behinderung – sowohl Subjekt als auch Objekt der Welt sind, in der sie leben. Sie gestalten diese mit und werden durch sie „gestaltet" in einer endlosen Reihe von Interaktionen, in die zahlreiche Bedingungen eingehen und die selbst wiederum den Kontext beeinflussen (Rotthaus 1990). Die Vorstellung eines sinnhaften, autonomen und verantwortlichen Handelns im Rahmen eines dadurch auch in seiner Entwicklung beeinflussten individuellen und psychosozialen Kontextes (z. B. des familiären Systems oder auch eines Mitarbeiterteams) eröffnet wesentliche Perspektiven in der Wahrnehmung und im Verstehen von Interaktionen. Menschen mit geistiger Behinderung werden so nicht als Summe ihrer Defizite gesehen, sondern als aktive Personen in einem sozialen System, in dem sie sich selbst zu verwirklichen suchen – auf ihre je einzigartige, besondere Art und Weise, und wie sie dabei Veränderungen des sozialen

Systems bewirken. Diese systemischen Beziehungen und Prozesse zu entschlüsseln, kann viel zum Verständnis beitragen.

- Im Konzept der sog. „Verhaltensäquivalente“ (Sovner, 1986; Sturmey, 1999) wird angenommen, dass bestimmte Psychopathologien sich in bestimmten Verhaltensweisen äußern. Brauchbare „Übersetzungshilfen“ gibt es u. a. für depressive Syndrome (Marston et al., 1997) und psychotische Störungen. Das Konzept nutzt und erweitert dabei die Erfahrungen der allgemeinen Psychopathologie, in der ja ohnehin körperliche und verhaltensmäßige Symptome registriert und als Ausdruck inneren Erlebens gedeutet werden.
- Schließlich eignet sich die „funktionale Verhaltensanalyse“ besonders gut zur Untersuchung des Problemverhaltens im speziellen Kontext sowie zur Begründung therapeutischer und alltagspädagogischer Umgangsstrategien. In der von Sarimski (2005) vorgeschlagenen Form eignet sich diese Vorgehensweise sehr gut zur Exploration von Bezugspersonen über Problemverhalten und auch als Rahmen für systematisches Beobachten durch Bezugspersonen sowie zur Einleitung hypothesengeleiteter Interventionspläne.
- In der Literatur (vgl. Rush & Frances 2000; Sarimski 2005) werden zahlreiche, überwiegend englischsprachige standardisierte Fragebögen zur Erfassung von Verhaltensauffälligkeiten bei Menschen mit geistiger Behinderung aufgezählt, die sich zur Ergänzung des klinischen Interviews, insbesondere aber zu Forschungszwecken eignen (z. B. Psychiatric Assessment Schedule for Adults with Developmental Disabilitiy“ PAS-ADD; Moss et al., 1993). Ende des Jahres 2007 erschien das von Sarimski & Steinhausen herausgegebene Buch: „KIDS-2 – Kinder-Diagnostik-System – Geistige Behinderung und schwere Entwicklungsstörungen“, das einen umfassenden Überblick über relevante deutschsprachige strukturierte Diagnostikverfahren anbietet.

5 Multiaxiale Bewertung

5.1 Intelligenzminderung

Die Intelligenzminderung wird gemäß ICD-10-Kriterien erfasst und nach MAS auf Achse III kodiert. Diese kategoriale Einschätzung, oftmals nur nach dem IQ-Wert, muss zwingend ergänzt werden um die Bewertung der in den einzelnen diagnostischen Bereichen festgestellten Fähigkeiten und Möglichkeiten, Einschränkungen und Beeinträchtigungen hinsichtlich ihrer Bedeutung für die weitere Entwicklung des Kindes (Multidimensionale Bewertung zur Förderung und Unterstützung).

Auch aus sozialrechtlicher Sicht bedarf die bloße Feststellung eines IQ-Wertes der unbedingten Ergänzung des Ausmaßes der Teilhabebeeinträchtigung am gesellschaftlichen Leben, um den tatsächlichen Schweregrad einer Behinderung und damit das Recht festzustellen, Eingliederungshilfe gem. SGB XII zu beanspruchen.

Die Nutzung dieser Erkenntnisse ist nur zu einem kleinen Anteil unmittelbar im kinder- und jugendpsychiatrischen Beratungs- und Therapiekontext von Bedeutung, wenn zusätzlich Verhaltensauffälligkeiten und psychische Störungen vorhanden sind und wenn signifikante Bedingungen und Faktoren erkennbar wurden, die als Risikofaktoren für die Entwicklung psychischer Störungen gelten.

Entscheidend ist die Nutzung der Diagnostik zur Eingliederung des Kindes in spezielle integrative oder auch behindertenspezifische Hilfe- und Unterstützungssysteme (Frühförderung, Kindergarten, Schule, Berufsausbildung und Arbeit gem. SGB IX und SGB XII Eingliederungshilfe). Hier kommt es auf eine gelingende Kooperation mit diesen Hilfesystemen und deren professionelle Vertreter an. Die traditionellen „Grenzstreitigkeiten" zwischen Medizin (Psychiatrie) auf der einen Seite, Heilpädagogik, Behindertenpädagogik und Sonderpädagogik auf der anderen wirken sich oftmals ebensosehr zum Nachteil der Klienten aus, wie Abgrenzungsstrategien zwischen Jugend-, Behinderten- und Sozialhilfe.

5.2 Psychische Störungen und Verhaltensauffälligkeiten

Alle festgestellten psychischen Störungen und Verhaltensauffälligkeiten werden entsprechend der Methodik der multiaxialen Klassifikation eingeschätzt. Die schwierigste Aufgabe liegt in der differenzierten Diagnostik und Klassifikation der psychiatrisch-klinischen Syndrome (einschl. der tiefgreifenden Entwicklungsstörungen), um nicht vorschnell die Problematik als „behindertentypische" Verhaltensweise im Sinne des „diagnostic overshadowing" einzuschätzen, was den Einsatz qualifizierter Interventionsmöglichkeiten verhindern könnte. Die häufigen zusätzlichen körperlichen Störungen (einschl. der sog. Verhaltensphänotypen) und Behinderungen müssen sorgfältig beachtet und in einem gesamten Behandlungskonzept unbedingt berücksichtigt werden.

Mit der Einbeziehung der begleitenden abnormen psychosozialen Bedingungen in das Behandlungskonzept wird häufig erst die Basis für alle weiteren Therapie- und Hilfemaßnahmen geschaffen.

Auf die Problematik der Globalbeurteilung der psychosozialen Anpassung auf Achse VI, die keine Differenzierung der Bedingungsanteile erlaubt, wurde bereits hingewiesen. Fest steht, dass jede psychische Störung eine zusätzliche Verstärkung der durch eine Intelligenzminderung bedingten Funktionsbeeinträchtigung darstellt. Der Skalenwert auf Achse VI hat – neben der Einschätzung des Schweregrads der psychischen Störung – einen direkten inhaltlichen Bezug zum Ausmaß der Teilhabebeeinträchtigungen und ist daher ein wichtiges Kriterium für die sozialrechtliche Feststellung der Zugehörigkeit zum Personenkreis des § 53 SGB XII.

5.2.1 Differenzialdiagnosen

Bei Menschen mit geistiger Behinderung gilt es *in jedem Fall,* ein erweitertes Spektrum zusätzlicher differenzialdiagnostischer Überlegungen anzustellen. Die Verhaltensauffälligkeiten können hinweisen auf:

- behindertentypische Verhaltensweisen
- reaktive und situative Verhaltensweisen
- entwicklungstypische Verhaltensweisen

- psychische und verhaltensmäßige Reaktionen auf körperliche Erkrankungen
- psychische Störungen
- hirnorganische Schädigungen
- sensorische Störungen und Behinderungen
- Nebenwirkungen von Medikamenten insbesondere von Psychopharmaka

Diese differenzialdiagnostischen Unterscheidungen sind eine schwierige, manchmal auch unlösbare Aufgabe. Allein aber der Auftrag an die diagnostische Genauigkeit oder allgemeiner ausgedrückt, die Verpflichtung zu einer Grundhaltung der Ganzheitlichkeit, mit der ein Mensch wahrgenommen werden sollte, könnte zu neuen Ideen über die Bedeutung der auffälligen Verhaltensweisen führen.

6 Interventionen

6.1 Intelligenzminderung

Intelligenzminderung allein stellt keine Indikation für Therapie dar. Die Entwicklung des Kindes ist wesentlich davon abhängig, wie die vorhandenen Möglichkeiten und Fähigkeiten optimal genutzt, gefördert und vom Kind selbst erprobt werden können. Die Feststellung und Bewertung dieser persönlichen Voraussetzung ist daher für den weiteren Lebensweg des Kindes von entscheidender Bedeutung. Ebenso wichtig ist die Unterstützung und Begleitung der Bezugspersonen, eine solche förderliche und angemessene Erziehung zu leisten im Kontext tragfähiger Bindungs- und Beziehungsangebote. Ärztlich-psychologische Interventionen beziehen sich daher wesentlich auf die Gestaltung günstiger individueller, familiärer und sozialer Entwicklungsbedingungen durch Psychoedukation der relevanten Bezugspersonen und Helfer, durch Vermittlung und Organisation der erforderlichen Hilfen im Sinne eines „Case Managements" sowie durch Unterstützung und Begleitung der Eltern. Die Kooperation mit heilpädagogischen Berufsgruppen und insbesondere mit der Schule im speziellen sonderpädagogischen wie auch im integrativen Setting ist unabdingbar.

6.1.1 Psychoedukation und deren Grenzen

Die sorgfältige Information und Aufklärung der Bezugspersonen über die Art der Behinderung, ihre speziellen Auswirkungen auf das Erlernen sozial adaptiver Fertigkeiten und auf die Bewältigung von Anforderungen des täglichen Lebens (z. B. im Kontakt mit anderen Menschen) sowie auf die Verarbeitung und Bewältigung von Gefühlszuständen (z. B. Angst, Freude, Traurigkeit) ist selbstverständlich. Die Besonderheiten und Eigenarten des Denkens, der Wahrnehmung, der Informationsverarbeitung auf der Basis neuropsychologischer Erkenntnisse sollten – sofern möglich und von den Sorgeberechtigten erlaubt – allen am Unterstützungs- und Förderprozess Beteiligten vermittelt werden als Angebot, ein gemeinsames Problemverständnis herzustellen, um grundlegende Missverständnisse, widersprüchliche oder gegensätzliche Methoden und Zielvorstellungen, Über- und Unterforderung sowie Beziehungsstörungen zu vermeiden. Hinweise auf individuelle Begabungen und kontextuelle Ressourcen müssen unbedingt in die Beratung einbezogen werden.

Nicht selten allerdings ist die Kooperation der Beteiligten und Hilfesysteme unzureichend und/oder es bleiben unterschiedliche fachliche Störungskonzepte und Zielvorstellungen. Rivalisierende Helfersysteme können verheerende Auswirkungen auf die Entwicklung eines behinderten Kindes haben. Hier bleibt nur der Appell an die Professionalität und die gemeinsamen fachlich-ethischen Verpflichtungen, um solche destruktiven Konstellationen zu verändern.

Der zwingende Respekt vor der Eigenverantwortlichkeit und der „primären" Expertenschaft der Eltern muss ihnen das Recht zugestehen zu entscheiden, welches Förder- und Hilfeangebot, mit welcher Problemsicht und mit welchen Zielen in Anspruch genommen wird. Damit sind auch grundsätzlich die Grenzen der gemeinsamen Problemsicht markiert. Dieses Elternrecht wird erst dann eingeschränkt, wenn nachweislich die Entscheidungen die Entwicklung des Kindes beeinträchtigen (im Sinne der Gefährdung des Kindeswohls). Es empfiehlt sich in allen derartigen Konfliktfällen, die amtsärztliche Autorität als neutrale Instanz mit einzubeziehen (Jugendgesundheitsdienst oder kinder- und jugendpsychiatrischer Dienst des Gesundheitsamtes) oder – bei Gefahr der Kindeswohlgefährdung – eine Meldung an das Jugendamt zu machen.

Im Einzelfall muss entschieden werden – in der Regel von den Eltern oder Sorgeberechtigten – wer beauftragt wird, Psychoedukation durchzuführen. Eine solche Auftragsklärung hilft erheblich, Konflikte und Kollusionen zu vermeiden.

6.1.2 „Case Management"

In gleicher Weise muss geklärt werden, wer die Aufgabe des evtl. notwendigen „Fallmanagers" übernehmen soll. Je nach Struktur der Versorgungsregion kann es außerordentlich hilfreich sein, die Familien dabei zu unterstützen, aus der Fülle der Interventionsmethoden und -konzepte und deren institutionellen Möglichkeiten eine sinnvolle Auswahl zu treffen. Damit soll der Zugang zu den Versorgungssystemen einschließlich einer Ressourcenkoordination im medizinischen, schulischen und rehabilitativen Bereich erleichtert werden. Erklärte Ziele sind die Wohnort- bzw. Gemeindenähe der Betreuung und Behandlung und die Verbesserung der Partizipation der Betroffenen. Der Fallmanager muss über exzellente Kenntnisse der rechtlichen, fachlichen und institutionellen Voraussetzungen und Möglichkeiten verfügen und selbst wieder – angesichts der Unübersichtlichkeit des psychosozialen Versorgungssystems sowie der Komplexität der Problematik – interdisziplinär und multiprofessionell vernetzt sein.

6.1.3 Setting der fördernden und unterstützenden Angebote

Es bedarf keiner besonderen Erwähnung, dass sämtliche Settings regionaler und überregionaler Hilfs- und Unterstützungsangebote der Jugend- und Behindertenhilfe, des Gesundheits- und Schulwesens, einschließlich präventiver, kurativer und rehabilitativer Maßnahmen, auch geistig behinderten Kindern und Jugendlichen mit ihren Familien zugänglich sein müssen (s. Box 4)[9].

Box 4

Angebote der Förderung und Unterstützung geistig behinderter Kinder und ihrer Familien

individuumzentrierte Maßnahmen

im Vorschulalter:

- Früherkennungs- und Frühfördereinrichtungen, Sozialpädiatrische Zentren
- integrative oder Sonder-Kindertagesstätte
- Tagesangebote (Tagesgruppen)

im Schulalter:

- Diagnoseförderklassen, „Dehnklassen", integrative Beschulung
- Förderschulen oder Schulen für geistig Behinderte

9 In diesem Zusammenhang sei auf die durchaus häufige und drängende Problematik hingewiesen, die sich aus den unterschiedlichen Kostenträgerschaften und Zuständigkeitsbereichen der Leistungserbringer ergibt, auf die wir aber aus Gründen der ziemlichen Unübersichtlichkeit nicht weiter eingehen können. Im Wesentlichen handelt sich um Konkurrenzen zwischen Sozialhilfe/Eingliederungshilfe (§53 SGB XII resp. der Vorschriften des SGB IX) und Jugendhilfe (§§27 ff. und §35 a SGB VII), aber auch um die Frage der Zuständigkeit der Pflegeversicherung (SGB XI) vs. Eingliederungshilfe. Insgesamt hängt in diesen Konfliktfällen viel von der Stringenz der fachärztlichen Begründungen ab und natürlich von der Fähigkeit und Bereitschaft (dann meist der Eltern), diese auch notfalls gerichtlich durchzusetzen. In Grenzfällen könnte eher auf die Zuordnung zum §53 SGB XII abgezielt werden (→ keine Altersbegrenzung; alle Hilfen nach SGB VIII sind zudem möglich). Nach wie vor aber besteht grundlegender politischer Regelungsbedarf im Sinne der „großen Lösung" (Einbeziehung aller Hilfen für Kinder und Jugendliche in das SGB VIII), um die je unterschiedlichen Interessen der Kommunen, örtlichen und überörtlichen Träger auszugleichen, und insbes. die (diskriminierenden) Nachteile für die behinderten Kinder und Jugendlichen und deren Eltern zu vermeiden (z. B. höhere Kostenbeteiligung der Eltern in der Eingliederungshilfe; „Zementierung" des Behindertenstatus). Zur Vertiefung wird auf einschlägige Ratgeber der Selbsthilfeorganisationen sowie z. B. auf Wendt (2003) und Fegert (2005) verwiesen.

im Jugendlichenalter und für junge Erwachsene:
- Berufsbildungswerke
- Werkstätten für Behinderte
- Wohntrainingsformen
- stärker betreute (therapeutische) Wohnformen
- Heimeinrichtungen

familienzentrierte Maßnahmen
- Erziehungsberatung
- Familienberatung/-therapie
- familienentlastende Angebote der Eingliederungshilfe
- Kurzzeitheime

Sinnvoll ist unter Entwicklungsaspekten eine regelmäßige Überprüfung der Maßnahmen auf ihren Nutzen und die Angemessenheit sowie eine Vernetzung der unterschiedlichen Angebote und Einrichtungen.

Eine vernachlässigte Rolle bezüglich ihrer Eigenständigkeit spielt derzeit noch die Freizeitpädagogik. Freie Träger und die Selbsthilfeorganisationen bieten jedoch eine Fülle von sowohl individuellen als auch familienorientierten Freizeit- und Beschäftigungsmaßnahmen mit teilweise speziellen heilpädagogisch fundierten Konzepten.

Die außerhäusliche Erziehung und Förderung eines Kindes in einer stationären Einrichtung der Behindertenhilfe ist nicht nur bei andauernder, erheblicher Überforderung und/oder emotionaler Ablehnung der Eltern angezeigt, sondern auch wie im Falle schwerwiegender zusätzlicher Erkrankungen (z. B. Epilepsie) und/oder besonders ausgeprägter Verhaltensauffälligkeiten und psychischer Störungen. Auch zur Unterstützung des Ablöseprozesses als wichtigen Entwicklungsschritt bei Jugendlichen und jungen Erwachsenen kann die außerhäusliche Unterbringung sehr hilfreich sein. Der familiäre Entscheidungsprozess bedarf einer guten Begleitung, der Entlastung von Schuldgefühlen und der Entwicklung von angemessenen Ritualen, die den Übergang in eine neue Lebensphase für alle Beteiligten erleichtern.

6.1.4 Sonderpädagogik, integrative Erziehung und Inklusion

Die Überlegenheit integrativer Erziehung gegenüber der Erziehung in „Sondereinrichtungen“, d. h. nach den Voraussetzungen und Möglichkeiten der Klientel organisierter Orte (Kindergärten, Schulen, Heime) ist empirisch nicht bewiesen (Howlin 2005). Umgekehrt führt die Plazierung in „normalisierten“, integrierten Settings nicht gleichsam automatisch zu einer ungestörten gesünderen Entwicklung. Es bedarf zwingend erheblicher zusätzlicher Anstrengungen, um integrative Settings für alle Beteiligten zu einer befriedigenden, entwicklungsfördernden Erfahrung werden zu lassen. Im Einzelfall sollte sorgfältig abgewogen werden, ob die vorhandenen integrativen Angebote der Region konzeptionell und personell so ausgestattet sind, dass sie wirklich gemeinsame Erziehung und Erfahrungen gewährleisten. Weder fiskalische Gründe noch kategorische ideologische Überzeugungen sollten dabei allzu großes Gewicht haben.

Die Idee von Inklusion fordert die unterschiedslose Einbeziehung aller Menschen ausnahmslos in alle gesellschaftlichen Prozesse, wobei es Aufgabe der Gesellschaft ist, die Bedingungen dafür zu schaffen („community care"). Von solchen Bedingungen sind wir politisch und materiell sehr weit entfernt. Zweifellos aber bleibt die Forderung nach integrativer bzw. inklusiver Erziehung behinderter Kinder und Jugendlicher das zentrale humanistische und bildungspolitische Anliegen in der modernen Gesellschaft.

6.1.5 Unterstützung und Begleitung der Familien

Die Begleitung der Familien mit einem intelligenzgeminderten Kind ist eine vordringliche Aufgabe, um die Bezugspersonen darin zu unterstützen, die schwierigen Erziehungs-, Betreuungs- und Förderungsaufgaben zu leisten. Insbesondere geht es auch darum, die Entwicklung dysfunktionaler Strukturen in den Familien zu vermeiden und die Interessen aller Familienmitglieder auszubalancieren.

In den Familien kommt es leicht zu einem Primat der Interessen des Behinderten über die der anderen Familienmitglieder. Schuldgefühle, gehemmte Wut und Erschöpfungszustände verhindern oft eine konsequente Erziehungshaltung der Eltern. Der Status des behinderten Kindes als „Chef der Familie" wirkt sich dysfunktional für die Familie und hemmend auf die psychosoziale Entwicklung des Patienten selber, aber auch seiner Geschwister und Eltern aus. In Gesprächen mit den Familienmitgliedern sollten für alle Beteiligten befriedigende und „gerechte" Verteilungen von Rollen, Rechten und Pflichten sowie Erholungsmöglichkeiten ausgehandelt werden. So können selbstdestruktive Aufopferungstendenzen v. a. der Mütter bis hin zu psychophysischen Zusammenbrüchen aber auch Sündenbockzuweisungen an den Behinderten, aggressive Durchbrüche der Kinder oder ihrer Eltern gemildert oder verhindert werden.

6.1.6 Heilpädagogik und spezielle Förderungen (funktionelle Therapien)

Die individuelle Förderung der Entwicklung geistig behinderter Kinder zur Herstellung eines weitestgehenden beeinträchtigungsfreien Zustandes (Kobi 1993) ist primäre Aufgabe der Heilpädagogik. Heilpädagogik stellt darüber hinaus eine unverzichtbare Ergänzung der (psycho-)therapeutischen Arbeit mit Menschen mit geistiger Behinderung und zusätzlichen psychischen Störungen dar und wird unter diesem Aspekt weiter unten noch einmal erwähnt.

Es steht eine Fülle von Förderkonzepten und -programmen zur Verfügung, die hier nur in ihren allgemeinen Grundzügen angedeutet werden können. Das Spektrum der speziellen fachlichen Disziplinen umfasst über die allgemeine Heilpädagogik (Frühförderstellen, Heilpädagogische Praxen) hinaus die funktionellen Therapien (u. a. Ergotherapie, Motopädie, Logopädie[10], heilpädagogisches Reiten) mit jeweils eigenen professionellen Konzepten[11]. In der Praxis gilt es abzuwägen, welche Techniken und Methoden in welchem Setting unter welchen individuellen Voraussetzungen und Bedürfnissen am besten passen, dem behinderten Kind zum Erwerb neuer förderlicher Erfahrungen und zum Neulernen bisher brachliegender Kompetenzen zu verhelfen, ohne es dabei zu überfordern. Andererseits haben die einzelnen Angebote oftmals eher unspezifische Indikationsvoraussetzungen und überschneiden sich in den Förderzielen meist recht breit, sodass es im konkreten Fall manchmal schwierig sein kann, sich für die eine oder andere Hilfe zu entscheiden. Die Wirksamkeit aber kann im Einzelfall ausgesprochen günstig sein. Es wird dringend empfohlen, Fördermaßnahmen immer nur zeitlich begrenzt zu planen (wie jede spezifische Therapie auch) und ein Mindestmaß an systematischer Evaluation einzubauen.

Die Gefahr der Überforderung – womöglich auch durch eine starke Erwartungshaltung der Eltern – ist einem Förderkonzept grundsätzlich immanent. Zudem sollte bedacht werden, dass im Prozess dem Geförderten immer signalisiert wird (zumindest werden kann), dass er es nicht richtig macht, dass er ein Defizit hat, dass er es im Grunde, wenn er nur richtig übt besser machen könnte. Die eigene Unvollkommenheit und Versehrtheit nicht als Makel oder Mangel, sondern als Teil der eigenen Persönlichkeit zu integrieren, ist eine der schwierigsten persönlichen Entwicklungsaufgaben (Identitätsfindung) und sollte daher nicht nur im Vordergrund allen pädagogischen Bemühens

10 Sprache als Kommunikationsform wird von Menschen mit geistiger Behinderung sehr unterschiedlich benutzt. Verzögerte Sprach- und Sprechentwicklung ist oft eingebettet in den Rahmen der gesamten Entwicklungsverzögerung. Nach Abklärung individueller Voraussetzungen (Hörfähigkeit, anatomische Besonderheiten) ist eine individuelle logopädische Diagnostik angezeigt mit dem Ziel, den aktiven als auch den passiven Sprachschatz zu entwickeln und zu verbessern, Sprechen zu ermöglichen und ggf. zusätzliche Begleitprobleme und Zusatzstörungen zu beseitigen bzw. zu minimieren (Ess- und Schluckstörungen, Hypersalivation). Gewarnt sei vor zu großen Erwartungen hinsichtlich der Verbesserung der Sprache gleichbedeutend mit einer Verbesserung kognitiver Fähigkeiten. Auf spezielle Syndrome und deren Besonderheiten in der Sprach- und Sprechentwicklung sei hingewiesen (Williams-Beuren-Syndrom, Autismusspektrumstörungen).

11 Eine ganz besondere Rolle spielt die Physiotherapie bei mehrfachgeschädigten Kindern und Jugendlichen, die durch zentrale Störungen (infantile Zerebralparesen; ICP) in ihrer Bewegungsfähigkeit oft deutlich beeinträchtigt sind (vgl. die medikamentösen Behandlungsstrategien in Kap. 6.3.2). Vielfach resultieren daraus gravierende Sekundärprobleme (Skoliose, Beeinträchtigung der kardialen und Verdauungsfunktionen, Inaktivitätsosteoporose, Kontrakturen, Frakturen, Schmerzen), die operative Eingriffe zur Folge haben können. Die Physiotherapie hat deshalb das Ziel, motorische Funktionen zu erlernen, aufrecht zu erhalten und eine Verschlechterung wie die o. g. Komplikationen möglichst zu vermeiden. Physiotherapie bei Patienten mit ausgeprägter ICP ist oft eine lebensbegleitende Therapienotwendigkeit. Intensive Angebote im Rahmen einer Kurbehandlung sollten im Einzelfall diskutiert werden. Auf eine ausreichende, adäquate Versorgung mit Heil- und Hilfsmitteln bei Menschen mit geistiger Behinderung und Mehrfachschädigungen sei dringend verwiesen.

um behinderte Menschen stehen, sondern sollte auch die persönliche Haltung und Beziehungsgestaltung zu behinderten Menschen ausmachen.

Bei schwer und schwerst geistig Behinderten steht die Erweiterung der individuellen kommunikativen Möglichkeiten im Vordergrund. Ansätze einer solchen „basalen" Pädagogik sind:

- basale Stimulation der Sinnesempfindungen und der Motorik, Entfaltung der Wahrnehmungsmöglichkeiten und der sinnlichen Erkenntnis (Körpererfahrung)
- basale Kommunikation und körperzentrierte Interaktion durch intensive, häufig nonverbale Zuwendung und Körperkontakt zur Vermittlung neuer kommunikativer Ausdrucksformen, von Selbst- und Sozialerfahrung, von emotionaler Fundierung durch sichere Beziehungsgestaltung

Dazu werden unterschiedliche Medien benutzt: Musik, Klänge, Kunst, Raumgestaltung und andere sensorisch erfahrbare Quellen.

Bei eher leichter behinderten Kindern werden die folgenden Bereiche – zunehmend auch durch Sprache vermittelt – in die Förderung einbezogen (mit durchaus psychotherapeutischen Aspekten):

- Entwickeln emotionaler und sozialer Kompetenzen
- Entwickeln eines Verständnisses für das eigene Befinden und Erleben
- Förderung kognitiver Fähigkeiten wie schlussfolgerndes Denken, räumliche Orientierung
- Förderung der Mobilität
- Förderung von eigenen Wünschen und Interessen, deren Ausgestaltung und Durchsetzung
- Förderung eigenverantwortlichen, selbstbestimmten Handelns

Schließlich geht es um die Verbesserung der Fähigkeiten und Möglichkeiten in defizitären Bereichen der Sprache, Motorik und Wahrnehmung durch spezielle sog. funktionelle Therapien, spezielle Ergotherapie (z. B. sensorische Integration) und heilpädagogische Übungsbehandlungen.

Die gemeinsamen Ziele dieser Angebote liegen darin, positive Lernerfahrungen zu vermitteln und damit mehr Zutrauen in die eigenen Ressourcen und Copingfähigheiten, höhere Selbstwerte und Erfahrungen der Selbstwirksamkeit zu gewinnen.

Nicht zuletzt der Erwerb von Fähigkeiten und Fertigkeiten zur selbständigeren alltagspraktischen Bewältigung von Anforderungen unterstützen die Entwicklung: z. B. angemessenes Toilettenverhalten, Körperpflegeverhalten, selbständiges An- und Auskleiden, Essverhalten, soziale Fertigkeiten, praktische Problemlösefertigkeiten, Ausdauer und Konzentration. Hierbei werden insbesondere Methoden der Verhaltensmodifikation (operante Konditionierung, sukzessive Approximation, Generalisationslernen) und des Eltern- und Mediatorentrainings angewendet. Diese Behandlungen basieren immer auf sorgfältigen Analysen des individuell vorhandenen Funktions- und Fertigkeitenniveaus sowie auf einer Operationalisierung von zielorientierten Teillernschritten.

Methodisch sollten alle Lernfelder wie Häuslichkeit, Familie, Institution, Schule, Fördereinrichtung, Freizeit und Spiel mit einbezogen werden, um Handlungs- und Alltagsbezogenheit zu garantieren. Eine Hierarchisierung der Förderziele gemäß der Entwicklungslogik des Kindes ist unumgänglich. Ein Behandlungsplan, der allerdings auch Raum für unverhofften Fortschritt oder auch Stagnation lässt, vermeidet eine Förderung des „Viel hilft viel!" unter der missverstandenen Idee der „Ganzheitlichkeit". Die jeweils vorhandenen individuellen und familiären Ressourcen (resp. Sozialisationsbedingungen, Normen und Wertvorstellungen) müssen unbedingt respektiert werden, um das Förderangebot passend zu gestalten.

6.1.7 Entbehrliche Interventionen

Behandlungen der Intelligenzminderung mit speziellen Ernährungen, Diäten, Hormonen und Zelltherapie sollten wegen teilweise gefährlicher Nebenwirkungen und ungenügendem Wirkungsnachweis vermieden werden.

6.2 Psychische Störungen und Verhaltensauffälligkeiten

6.2.1 Multimodales Therapiekonzept

Mehr noch als in der allgemeinen Kinder- und Jugendpsychiatrie sollten bei behinderten Klienten mit zusätzlichen psychischen Störungen und Auffälligkeiten aufgrund der hohen Komplexität der Problematik multimodale Interventionsstrategien Berücksichtigung finden. Das bedeutet, dass:

- auf den verschiedenen Ebenen Individuum, Familie und Umfeld mit jeweils unterschiedlicher somatischer, psychischer und soziale Fokussierung,
- mit unterschiedlichen Methoden (z. B. Psychotherapie, funktionelle Übungsbehandlung, Familienberatung oder -therapie, Psychopharmakotherapie, Maßnahmen der Jugend- und Eingliederungshilfe),
- in unterschiedlichen Settings: ambulant, Hometreatment, teil- und vollstationär therapeutisch wirksame Interventionen durchgeführt werden können, die im Wesentlichen denen der Allgemeinpsychiatrie entsprechen, aber notwendig nach der besonderen Problemlage modifiziert werden müssen.

Auf eine enge Vernetzung der beteiligten Helfersysteme muss geachtet werden, wie bereits im Kapitel 6.1.3 dargestellt. Eine gemeinsame Problemsicht der Verhaltensauffälligkeiten oder der psychischen Störung durch alle Beteiligten ist für eine effektive Behandlung unabdingbar. Idealerweise könnte die

Schaffung eines Behandlungssystems „Patienten-Eltern-Helfer-Gruppe" (PEHG) mit gemeinsamen Zielen aber unterschiedlichen Rollen (Jungmann & Roosen-Runge 2004) sowohl psychoedukative Funktionen als auch die Aufgabe des Fallmanagements übernehmen (Koordination, Vernetzung, Informationsaustausch, Verhinderung von Konkurrenzen).

Bei der Planung von Interventionen müssen die folgenden Aspekte mitberücksichtigt werden. Die Interventionen müssen (vgl. Remschmidt 2005):

- dem Störungsbild und der Problemsituation angemessen sein (Diagnose, Problemeinschätzung, Indikation, möglichst evidenzbasiert) und
- den Voraussetzungen und Möglichkeiten des Patienten und seiner Familie angepasst werden (Praktikabilität, ressourcenorientiert),
- dem Alter, Entwicklungsstand und kognitiven Voraussetzungen entsprechen (Modifikationen),
- variabel und praktikabel umsetzbar sein, und schließlich
- stets mit Blick auf das familiäre Ganze erfolgen (möglichst wenige Irritationen der Geschwisterkinder, Berücksichtigung eigener Perspektiventwicklung beider Elternteile, Aufrechterhaltung sozialer Kontakte: „Helfersysteme ersetzen keine Freunde oder Verwandte").

Multimodale Behandlung muss immer auch entwicklungsorientiert sein. Sämtliche Interventionen bedürfen spezifischer Modifikationen je nach chronologischem Alter und sozioemotionalem Entwicklungsstand des Klienten.

Im Folgenden wird auf allgemeine und grundlegende Ausführungen zu den einzelnen Interventionsstrategien verzichtet, um auf die Besonderheiten in der Behandlung intelligenzgeminderter Kinder und Jugendlicher mit zusätzlichen psychischen Störungen hinzuweisen.

6.2.2 Zusätzliche Anforderung an die psychiatrischen Therapie

Grundsätzlich gilt, dass es keine besondere Therapie für Menschen mit geistiger Behinderung gibt und die Ziele analog zu denen in der Therapie nicht behinderter Menschen sind. Dennoch müssen die Therapien auf die individuellen Fähigkeiten und Bedürfnisse wie auch auf die häufig besonderen Kontextbedingungen zugeschnitten werden, unter zwingender Einbeziehung der Bezugspersonen und wichtigsten Beteiligten. Bewährt haben sich systemische Sichtweisen und individualisierte Kombinationen verschiedener psychotherapeutischer und supportiver Techniken, die die Problembewältigungsperspektive, die Beziehungsperspektive und die Klärungsperspektive berücksichtigen und integrieren. In Ergänzung üblicher Behandlungsgrundsätze und „Therapeutenvariablen" sollten die folgenden Aspekte besondere Berücksichtigung finden, vor allem auch wegen der häufig erheblich eingeschränkten Kommunikationsfähigkeiten schwer behinderter Kinder und Jugendlicher, ihren geringen oder fehlenden Introspektionsfähigkeiten und den Schwierigkeiten der Informationsverarbeitung (s. Box 5):

Box 5
Zusätzliche Anforderungen an den Therapeuten

- Geduld (Veränderung und Entwicklung sind nur längerfristig möglich, daher kürzere und höher frequente Therapieeinheiten)
- sorgfältig Beachtung von Übertragungs- und Gegenübertragungsprozesse
- Vertrauen (durch Verständnis, Korrektheit, Ehrlichkeit, Kontinuität)
- Distanz (therapeutische Neutralität, Vermeidung von Druck, Zwang und Intimität)
- haltende und stützende Atmosphäre (klare Strukturen, überschaubare Regelhierarchie, direkter Zugang)
- Arbeiten mit Dynamik von Sein und Handeln (ausbalanciertes Vorgehen, kein Aktionismus)
- Kombination sprachlicher und nicht sprachlicher Anteile (Schaffung von Vertrautheit, Lernen am Modell)
- Planung (Ausgewogenheit zwischen Bewährtem/Erlerntem und Neuem, Vermeidung von Überforderung)
- Phantasie und Flexibilität (Bereitschaft zu undogmatischem Vorgehen und individuellen Versorgungskonzepten)
- Teamfähigkeit und Offenheit für interprofessionelle Zusammenarbeit ärztlicher und nichtärztlicher Berufsgruppen (Achtung und Wertschätzung der Kollegen und seiner Arbeit, Relativierung des eigenen Standpunktes)

Ziel der Therapie ist nicht nur die Reduzierung auffälliger, störender oder leidvoller Symptomatik, sondern auch die Entwicklung einer verbesserten, entspannteren und emotional ausgeglichenen Beziehung zu Personen der Umwelt. Therapie ersetzt nicht die Schaffung angemessener Lebensbedingungen. Sind unzureichendes Verständnis individueller Bedürfnisse oder zu gering stimulierende oder überfordernde Umweltbedingungen Anlass des „Problemverhaltens“, sind zunächst die Lebensbedingungen zu verändern.

6.2.3 Verhaltenstherapie

Verhaltenstherapie dient der Reduktion von Verhaltensauffälligkeiten, der besseren sozialen Adaptation durch Impulskontrolle (Stimuluskontrolle, Reizreaktionsverhinderung), der Modifikation sekundärer Störungen, der Rückfallprävention und dem Ziel, die Handlungskompetenz und damit die soziale Teilhabe zu stärken.

Insbesondere bei leichter geistig behinderten Menschen haben sich verhaltenstherapeutische Interventionen bewährt, wenn folgende Besonderheiten Berücksichtigung finden:

- Der Therapeut arbeitet strukturierend und zeigt Grenzen auf.
- Er bemüht sich um die Bearbeitung des „hier und jetzt“.
- Er akzeptiert den Patienten vorurteilsfrei (was nicht heißt, dass jedes Verhalten akzeptiert werden muss).

- Er verhält sich direktiv, oft reedukativ sowie ausdrucksfördernd.
- Die Interaktion zwischen Therapeut und Patient muss zu einer guten und affektiv positiven Beziehung führen.
- Die Interaktion muss über für den Patienten akzeptable Kommunikationskanäle laufen.
- Die Therapie setzt auf dem kognitiven Niveau des Patienten an.
- Die Therapie richtet sich nach der psychischen Belastbarkeit des Patienten.
- Die Frequenz der Sitzungen ist den individuellen Lerntempi anzupassen.

Kinder und Jugendliche mit Intelligenzminderungen zeigen sich häufig als besonders reagibel auf Kontextvariablen. Verhaltenstherapeutische Maßnahmen sind i. d. R. nur erfolgreich, wenn ein komplexeres Verständnis des Lebenskontextes gelingt und Interventionen anliegenorientiert erfolgen.

Eltern und Lehrer sollten soweit in die Therapien eingebunden werden, dass sie dem in der Therapie geübten Verhalten im Alltag Übungsgelegenheiten bieten und dabei erwünschte Verhaltenweisen positiv konnotieren können. Damit können sie das Generalisieren der Verhaltenweisen im sozialen Umfeld unterstützen. Dieses ist besonders wichtig, wenn es um Expositionsbehandlung (z. B. bei Angst- und Zwangsstörungen) sowie das Erlernen von Selbstmanagementtechniken (Tages- und Wochenstrukturierung, Handlungsplanung) geht.

Es existieren zahlreiche evaluierte praxisorientierte Therapieprogramme mit und ohne zusätzliche Psychopharmakotherapie sowohl für Einzel- als auch für Gruppensettings, die insbesondere auf stereotypes, fremd- und autoaggressives Verhalten abzielen.[12]

6.2.4 Tiefenpsychologisch orientierte Psychotherapien

Zwar fehlen für die ambulante Praxis gesicherte empirische Erkenntnisse, es kann aber davon ausgegangen werden, dass tiefenpsychologisch fundierte Psychotherapien (i. S. der Psychotherapierichtlinien) für Kinder und Jugendliche mit geistiger Behinderung eher selten angeboten werden, obwohl einige Autoren aufgrund ihrer klinischen Erfahrungen ein enormes Potenzial ver-

12 In den letzten Jahren wurde der enge verhaltensmodifikatorische Ansatz zu einem „Konzept der positiven Verhaltensunterstützung" (positiv behavioral Support) erweitert. Das Ziel „ist nicht die bloße Anpassung eines behinderten Menschen an soziale Gegebenheiten, sondern die Schaffung von Situationen, in denen ein Betroffener sich positiv einbringen, seinen Lebensstil entfalten sowie soziale Bestätigung und Wertschätzung erfahren kann" (Theunissen 2007). Sarimski & Steinhausen (2008 a) haben in ihrem Leitfaden dieses Konzept als Rahmen für „Interventionen zur Verhaltensunterstützung" ausführlich dargestellt und dabei insbes. auf die notwendige Einbeziehung und „partnerschaftliche Zusammenarbeit mit den Eltern und den Bezugspersonen" hingewiesen (vgl. auch Sarimski 2007). Eine Verbindung dieses Ansatzes mit dem in unseren Empfehlungen favorisierten multimodalen Behandlungskonzept könnte eine sehr fruchtbare Erweiterung der therapeutischen Praxis bei verhaltensauffälligen und psychisch gestörten geistig behinderten Kindern und ihren Familien sein.

muten (vgl. Werther 2005; Senckel 1996, Gaedt 1987, Sinason 1993). Hier besteht dringender Forschungsbedarf. Im stationären Kontext kinder- und jugendpsychiatrischer Kliniken werden tiefenpsychologische Psychotherapien bei geistig behinderten Klienten selten angeboten (vgl. Hennicke 2008b).

6.2.5 Kreativtherapie

Kreativtherapie umfasst Kunst, Drama, Theater, Spiel, Musik und Tanz sowie imaginative Methoden. Ziele kreativtherapeutischer Interventionen sind die Schaffung einer nonverbalen Kommunikations- und Ausdrucksplattform, Bewusstmachung eigenen Handelns und eigener Fähigkeiten, Selbstbestätigung und das Erreichen von Anerkennung durch nonverbale Handlungen, Entwicklung einer ästhetischen Erlebnisfähigkeit, kognitive Umstrukturierung des Erlebten, Verhaltensänderung, Förderung von Empowerment und nicht zuletzt Verdeutlichung und Evaluierung von Veränderungsprozessen. Insbesondere handlungsorientierte Ansätze haben sich bewährt.

6.2.6 Heilpädagogik im Rahmen multimodaler Therapie

Wie oben festgestellt ist Heilpädagogik eine unverzichtbare Ergänzung der (psycho-)therapeutischen Arbeit mit Menschen mit geistiger Behinderung und zusätzlichen psychischen Störungen im Rahmen des multimodalen Behandlungsprozesses. Einen „systematisch verändernden Einfluss“ auf Verhaltensäußerungen und auf emotionale Zustände sowie den Aufbau der „Bewältigungsfähigkeiten des Individuums“, wie es die Psychotherapierichtlinien (1999) fordern, können auch die methodisch definierten Interventionen der Heilpädagogik entfalten. Der Überschneidungsbereich zwischen Psychotherapie und Heilpädagogik ist – wie sich oben bereits angedeutet hat – bei einer sinnvollerweise nicht zu engen Fassung der beiden Konzepte erheblich. Dennoch haben beide Konzepte jeweils Spezifika, die keineswegs vernachlässigt werden sollen.

An erster Stelle stehen die bereits erwähnten funktionellen Therapien, die die Behebung spezifischer Defizite in praktisch allen körperlichen, seelischen und sozialen Bereichen mit ganz unterschiedlichen Störungs- und Therapiekonzepten zum Ziel haben, sowie die sog. basalen Förder- und Therapieangebote für schwerer behinderte Klienten. Unter einer psychotherapeutischen Perspektive orientieren sich all diese Verfahren an den primären Lebens- und Entwicklungsbedürfnissen von Menschen, unterstützen individuelle Prozesse des Neu-Lernens oder des Um-Lernens, in deren Verlauf als pathologisch eingeschätzte Verhaltensweisen abgebaut werden (können), sich als ineffektiv erweisen und somit für den Betroffen unwichtig und nutzlos werden. Sie vermitteln zudem menschliche Beziehungserfahrungen, die zur emotionalen Stabilisierung, Entängstigung, Identitätsfindung nützlich sein können bzw.

unter bindungstheoretischen Aspekten desorganisierte, dysfunktionale Bindungsmuster verändern helfen (können). Sie können dazu beitragen, die Wahrnehmungs- und Erfahrungswelt zu erweitern (vgl. Häßler et al. 2005).[13]

6.2.7 Systemische Therapie, Familieninterventionen und Zusammenarbeit mit den Angehörigen

Es gehört zur Tragik von Familien mit behinderten Kindern, dass die Geburt des behinderten Kindes oftmals als tiefgreifend verletzender, emotionaler Einschnitt erlebt wird, mit allen Risiken für die seelische Gesundheit der Eltern, für ihre Paarbeziehung, für ihre Beziehungen zu den Herkunftsfamilien und zu anderen wichtigen Personen. Die teilweise extremen psychischen, physischen und auch finanziellen Belastungen der Familie, das Ausmaß und die Intensität der ursprünglich funktionalen Versorgungs- und Betreuungsstrategien, die oftmals diskriminierenden sozialen Erfahrungen können zu Veränderungen in der familiären Struktur und Funktionalität führen, die wiederum erheblich Risiken für die seelische Gesundheit des Kindes in sich bergen.

Die psychotherapeutische, stützend-begleitende oder auch konfliktorientierte Arbeit mit Eltern zur Reduzierung dieser Risiken ist eine äußerst lohnenswerte, präventive Intervention und – zusammen mit real unterstützenden, familienentlastenden Hilfen – auch sehr erfolgreich. Gelegentlich allerdings gelingt es nicht, ein tragfähiges Arbeitsbündnis mit den Eltern herzustellen aus Gründen, die natürlich in der Person des Therapeuten/Beraters liegen könnten (z. B. zu schnell, zu fordernd auf Lösung hin orientiert), aber auch mit tiefgreifend beschädigten, oftmals hochgradig ambivalenten Beziehungsstrukturen zwischen Eltern und Kind zusammenhängen können. Das Risiko unsicherer Bindungserfahrungen für das Kind kann wiederum zu Beeinträchtigungen der psychosozialen Entwicklung des Kindes führen. In solchen Konstellationen sind familientherapeutische Interventionen nicht ausreichend und sollten dann um eine individuelle Psychotherapie erweitert werden.

Ein weiteres erhebliches Risiko liegt darin, dass es Eltern in solchen belastenden Situationen schwerfällt, die emotionalen Bedürfnisse ihrer Kinder zu erkennen. Zudem reagieren behinderte Kinder oftmals nicht in der üblichen, erwarteten Art und Weise auf elterliche kommunikative und emotionale Angebote, was bei Eltern darüber hinaus zu einer tiefen Verunsicherung führen kann hinsichtlich ihrer eigenen Identität und erzieherischen Kompetenz als

13 Um Missverständnissen vorzubeugen: Es geht weder um die „Psychotherapeutisierung“ von Lebensproblemen behinderter Menschen, noch um die Vereinnahmung der Heilpädagogik als „Hilfswissenschaft“ der Psychiatrie. Notwendig sind, gerade auch wegen der sehr breiten Überscheidung psychotherapeutischer und heilpädagogischer Ansätze für Menschen mit geistiger Behinderung, interdisziplinäre und multiprofessionelle Kooperationen, statt willkürliche Abgrenzungen.

Eltern. Daraus können sich eine Fülle von Missverständnissen, Fehlwahrnehmungen, Über- und Unterforderungssituationen ergeben, die den weiteren Entwicklungsprozess wesentlich beeinträchtigen können.

Im Konkreten müssen Eltern über die umfassende, „sachlich" medizinische, soziale, prognostische und rechtliche Aufklärung hinaus dringend beratende und (psycho-)therapeutische Unterstützungsangebote bekommen. Wie diese im Einzelnen dann aussehen, lässt sich nicht voraussagen. Das Spektrum der Unterstützungsoptionen ist breit:

- Familientherapie (einschließlich Paartherapie und individuelle Psychotherapie)[14]
- Elternberatung und längerfristige Begleitung
- Erziehungsberatung
- Elterntraining

Wie erwähnt müssen *reale* Entlastungen geschaffen werden durch entsprechende Angebote der Eingliederungshilfe (Einzelfallhilfe, Familienhilfe, ganztägige Beschulung, Kurzzeitheim für die Ferienzeiten und an den Wochenenden, Patenschaftsmodelle).

Familientherapeutische, systemische Behandlungsstrategien akzeptieren das geistig behinderte Familienmitglied als tätiges, aktives Subjekt, das auf seine Art, nach seinen Interessen und mit seinen Möglichkeiten gestaltend Einfluss auf sein Primärsystem nimmt und deren „Opfer" es gleichzeitig ist. Die ernormen Wirkungen, die behinderte Menschen auf die Gestaltung der konkreten Lebensumstände und emotionalen Beziehungen ihrer primären sozialen Gruppen nehmen, können mit Methoden und Techniken systemischer Konzepte, insbesondere mit solchen, die vom behinderten Mitglied keine verbale Kommunikation verlangen, überraschend deutlich gemacht werden. Allerdings haben Eltern oftmals erhebliche Probleme, sich solchen ungewohnten Sichtweisen anzuschließen, und sie sind nicht bereit, sich den daraus folgenden Veränderungsstrategien anzuschließen.

6.2.8 Interventionen im Umfeld

Kindergärten und Schulen, ebenso wie ambulante und stationäre Einrichtungen der Behindertenhilfe müssen immer in den Gesamtbehandlungsplan miteinbezogen werden. Abgesehen von wenigen regionalen Modellen (z. B. „Möllner Modell") steht die systematische Arbeit mit geistig behinderten Kindern und Jugendlichen im ambulanten vernetzten, kooperativen Rahmen noch in den Anfängen.

14 Die Verwendung des Terminus „Familientherapie" ist nicht unproblematisch: Sie kann von Eltern, die ohnehin viel leisten müssen, als Hinweis verstanden werden, dass sie nun die eigentlich „Kranken" oder Verursacher von Krankheit seien. Es sollte gelingen, Eltern und Helfer mit dem Ziel einzubeziehen, ihre Erfahrungen und Befähigungen für den Veränderungsprozess beim Kind zu nutzen (eben durch „Familientherapie").

Die Sozialpsychiatrie-Vereinbarung (SPV) bietet kinder- und jugendpsychiatrischen Praxen zwar alle personellen und finanziellen Voraussetzungen für eine angemessene interprofessionelle und interinstitutionelle, multimodale Versorgung von Patienten mit niedriger Intelligenz, diese Patientengruppe ist aber trotzdem in den Praxen unterrepräsentiert (Jungmann & Roosen-Runge 2004). Es fehlen auch überschaubare Kooperationsmodelle für die Vernetzung von Kliniken und Praxen bei der diagnostischen und therapeutischen Versorgung von Kindern und Jugendlichen mit geistiger Behinderung.

Die Möglichkeiten der stationären Einrichtungen der Behindertenhilfe, im Sinne therapeutisch hilfreicher Betreuungsbedingungen wirksam zu sein, wurden in den letzten Jahren massiv eingeschränkt aufgrund des Abbaus interner begleitender Dienste (Ärzte, Psychologen) und therapeutisch wirksamer Angebote (div. heilpädagogische und kreativtherapeutische Angebote). Zudem besteht eindrucksmäßig ein gravierender Fortbildungsbedarf in den Einrichtungen hinsichtlich solider Kenntnisse über psychische Störungen bei Menschen mit geistiger Behinderung, über Umgangsstrategien, Behandlungsmöglichkeiten und diagnostische Anforderungen.

6.2.9 Auswahl des Interventionssettings

Zunächst gelten die gleichen Indikationskriterien zur Klärung des Settings wie bei nichtbehinderten Kindern und Jugendlichen. Insbesondere bei bekannten Umstellungsschwierigkeiten sollten psychiatrisch-psychotherapeutische Behandlungen von Kindern und Jugendlichen mit Intelligenzminderung ambulant und im vertrauten Lebensumfeld durchgeführt werden. Andererseits sind die familiären Ressourcen häufig erschöpft. Prinzipiell sollten Kindern und Jugendlichen mit Behinderungen die gleichen Behandlungsmöglichkeiten zur Verfügung stehen wie ihren Altersgenossen. Behinderung darf kein Ausschlusskriterium für eine ambulante oder stationäre Behandlung sein. Dabei müssen stationäre Behandlungssettings so gestaltet werden, dass Kinder und Jugendliche mit Behinderungen dort nicht an den Rand des sozialen Geschehens geraten und sich erneut als „minderwertig" oder hilflos erleben. Die weitaus überwiegende Mehrheit der bundesdeutschen Chefärzte kinder- und jugendpsychiatrischer Kliniken fordert spezialisierte ambulante und stationäre Angebote (Hennicke 2008a).

6.2.10 Pharmakologische Behandlung

Allgemeines

Psychopharmaka spielen eine gewichtige, in der Tendenz zunehmende Rolle in der Behandlung psychischer Störungen und Verhaltensauffälligkeiten bei Kindern und Jugendlichen mit Intelligenzminderungen. 27 % der Kindern und Jugendlichen (bis zum 27. Lebensjahr) in stationären Betreuungskontexten der Behindertenhilfe werden mit Psychopharmaka behandelt, bei allen Altersgruppen zusammen sind es durchschnittlich 35 % mit teilweise sehr schwankenden Prävalenzen von 7 bis 73 % (Häßler et al. 2005, Hennicke 2008b).

Die Bewertung einzelner Psychopharmaka ist aufgrund einer gerade bei Kindern und Jugendlichen mit kognitiven Einschränkungen unbefriedigenden Studienlage erschwert. Klinische Erfahrungen weisen auf ein vergleichsweise höheres Nebenwirkungspotenzial und z. T. abweichende Wirksamkeit hin. Zu Verzerrungen in der Bewertung von Arzneien kann die Tatsache führen, dass in der Regel finanzielle Mittel ausschließlich für (von den Herstellern unterstützte) Studien neuerer Substanzen bereitgestellt werden. Somit können allein aus merkantilen Gründen bewährte Substanzen in den Hintergrund aktueller Diskussionen geraten. Die in den letzten Jahren in der Hoffnung auf ein günstigeres Nebenwirkungsspektrum eingeführten Medikationen (u. a. neue atypische Neuroleptika und SSRI) werden in kontinuierlich erweiterten Indikationsfeldern eingeführt. So kommt dem verordnenden Arzt ein hohes Maß an Verantwortung zu: Mit Blick auf individuelle Besonderheiten der Patienten sind differenzierte Kenntnisse der jeweiligen Wirk- und Nebenwirkungsprofile notwendig.

Ihrer quantitativen und qualitativen Bedeutung angemessen sollten einige grundlegende Standards der Psychopharmakotherapie berücksichtigt werden (s. Box 6):

Box 6
Standards der psychiatrischen Pharmakotherapie

1. Vorliegen einer psychiatrischen Indikation als Ergebnis einer differenzierten Diagnostik
   - psychiatrisches Störungsbild
   - definierte Verhaltensauffälligkeit
2. Vorliegen der allgemeinen Indikationsvoraussetzungen
   - Schweregrad der Symptomatik
   - Beeinträchtigung im Erleben und Empfinden
   - Beeinträchtigung der Lebensqualität
   - Einschränkungen der sozial-adaptiven Fähigkeiten und der sozialen Integration
3. Psychopharmaka sind nicht die alleinige Therapie, sondern müssen eingebettet sein in ein multimodales Behandlungskonzept (Gesamtbehandlungsplan).
4. Psychopharmaka sind selten die primäre Therapieform.
5. Psychopharmaka sind immer eine individualisierte Therapieform (Austitrieren der optimalen effektiven Dosis; „Start slow, go slow“).
6. Notwendigkeit regelmäßiger medizinisch-psychiatrischer Kontrollen
7. Notwendigkeit der Evaluation des Therapieeffektes

Bevor Psychopharmaka eingesetzt werden, müssen als Ergebnis einer umfassenden, häufig nicht einfachen differenzierten Diagnostik eindeutige spezifische Indikationen vorhanden sein. Entweder muss ein psychiatrisches Störungsbild vorliegen oder es bedarf definierter Symptomkonstellationen, die erfahrungsgemäß gut mit Psychopharmaka beeinflusst werden können. Zudem müssen die allgemeinen Indikationsvoraussetzungen geprüft werden, insbesondere das Ausmaß der Beeinträchtigungen der individuellen Befindlichkeiten, der Lebensqualität, der Teilhabe und der Anpassungsfähigkeit.

Bei Kindern und Jugendlichen sollten Psychopharmaka niemals die einzige und meistens auch nicht die primäre Therapieoption sein. Sie sind daher immer Teil eines umfassenden *Gesamtbehandlungskonzepts*, in dem Psychopharmaka die Effektivität anderer Therapiemodalitäten (z. B. Psychotherapie, heilpädagogische Übungsprogramme, alltagspädagogische Umgangsstrategien) unterstützen helfen (i. S. einer supportiven Begleitmedikation nach Schanze) oder die Wirkung einer primären Pharmakotherapie durch die zusätzlichen Modalitäten verbessert wird. Ein Behandlungsplan beinhaltet immer eine möglichst eindeutige Bestimmung der Therapieziele bzw. der Zielsymptomatik. Nur unter Verwendung spezieller, geeigneter oder standardisierter Beobachtungs- und Dokumentationsverfahren kann der Therapieverlauf evaluiert, d. h. die Wirkung auf die Therapieziele eingeschätzt werden. Ebenso zwingend ist die sorgfältige Beobachtung und Dokumentation der primären und sekundären Nebenwirkungen einschließlich der regelmäßigen Durchführung von medizinischen Kontrolluntersuchungen[15]. Gerade bei Kindern und Jugendlichen mit Intelligenzminderungen ist eine differenzierte Information der Bezugspersonen über Wirkungen und Nebenwirkungen sicherzustellen. Psychopharmakologisch bedingte Irritationen können zu schwierig einschätzbaren Zuständen führen, die dann nicht als psychogen oder zum ursprünglich diagnostizierten Störungsbild gehörig fehlinterpretiert werden dürfen. So können beispielsweise extrapyramidale Störungen völlig bizarr wirkende Verhaltensauffälligkeiten induzieren. Nebenwirkungen, die bei Menschen mit geistiger Behinderung häufiger und ausgeprägter als in Vergleichsgruppen vorkommen zeigt die tabellarische Übersicht bei Schanze (2007, S. 193).

Es ist selbstverständlich, dass Psychopharmakotherapie – gerade bei jungen Klienten mit Intelligenzminderungen – eine streng individualisierte Therapieform darstellt. Die jeweils optimale Dosis muss langsam und niedrigdosiert austitriert werden („Start slow, go slow!"). Die Festlegung von Höchstdosen kann außerhalb klinisch-stationärer Behandlungssettings (z. B. Einrichtungen der Behindertenhilfe) sinnvoll sein. Bei längerdauernden Behandlungen sind Absetzversuche mit zumeist schrittweisen (da nebenwirkungsärmerer) Dosisreduzierungen unbedingt mit einzuplanen, um die Wirkungen der zusätzlichen Interventionen einschätzen zu können, aber auch um übermäßige Behandlungsdauern mit allen Risiken der Spätschäden zu vermeiden.

15 Es wird dringend auf die speziellen Vorschriften bei den einzelnen Wirkstoffen hingewiesen.

Nach wie vor gilt in der allgemeinen Psychopharmakotherapie der Primat einer Monotherapie; nur in Ausnahmefällen können zwei unterschiedliche Wirkstoffe eingesetzt werden (s. u.). Ein besonderer Augenmerk ist auch auf die häufig nicht zu vermeidende Polypharmazie (z. B. mit Antiepileptika) zu richten, um mögliche schädliche Wirkstoffinteraktionen zu kontrollieren.

Das Problem des *off-label*-Einsatzes verschärft sich bei der oftmals unsicheren Indikationsstellung bei Kindern mit Intelligenzminderungen erheblich. Es sollte daher – was auch grundsätzlich zu fordern ist – der dokumentierte Nachweis erbracht werden, dass alternative Therapien ohne Wirkung geblieben sind und/oder gerade dieses Medikament bei dieser Problemsituation erfolgreich ist, was wiederum nur durch eine gut dokumentierte, nachvollziehbare Evaluation der Wirkungen und Nebenwirkungen bewiesen werden kann. Schließlich sei eindringlich darauf hingewiesen, dass im Sinne des *informed Consent* bei Einwilligungsfähigkeit des Betroffenen eine rechtsverbindliche Zustimmung zur Behandlung eingeholt werden muss oder bei Einwilligungsunfähigkeit, die des gesetzlichen Vertreters bzw. Betreuers als Ergebnis einer angemessenen und dokumentierten Aufklärung der Beteiligten.

Besteht unter Einbeziehung und Abwägung aller o. g. Aspekte eine Indikation zur Psychopharmakotherapie, so kommt nach §§ 1904 und 1906 BGB der Entscheidung, ob es sich um eine Heilbehandlung oder eine „freiheitsentziehende Maßnahme“ durch den Einsatz von Medikamenten handelt, eine juristische Bedeutung zu. Bei einer Heilbehandlung, soweit sie nicht mit einer extremen Gefährdung des Betroffenen einhergeht, wovon bei zugelassenen Medikamenten, insbesondere Neuroleptika, a priori nicht ausgegangen werden muss, reicht die Zustimmung des Personensorgeberechtigten bzw. Betreuers. Sofern eine psychopharmakologische Behandlung ausschließlich zum Zweck der Freiheitseinschränkung geplant sein sollte, wäre die Rücksprache mit dem zuständigen Familiengericht bzw. im Falle der Betreuung mit dem Vormundschaftsgericht zu empfehlen, ob hierzu eine richterliche Genehmigung für erforderlich gehalten wird

Neuroleptika

Neuroleptika gehören zu den am häufigsten bei massiven Verhaltensauffälligkeiten eingesetzten Psychopharmaka. Neue atypische, vor allem im Hinblick auf extrapyramidale Beeinträchtigungen (EPMS) nebenwirkungsärmere Neuroleptika, stellen eine sinnvolle Erweiterung des therapeutischen Spektrums dar und sind auch in der Behandlung von Menschen mit Behinderungen mittlerweile von zentraler Bedeutung. Nebenwirkungsfrei sind diese Substanzen jedoch natürlich nicht. Neben EPMS können sich z. T. gravierende weitere Einschränkungen ergeben, wie Veränderungen im Fettstoffwechsel bis hin zum metabolischen Syndrom.

So bleiben in der Verordnungspraxis Unsicherheiten. Die Studienlage für Kinder und Jugendliche ist vergleichsweise dünn und deutlich von auch wirtschaftlichen Interessen beeinflusst. Zukünftig bedarf es noch eingehender Forschung mit Blick auf die Pharmakodynamik bei jüngeren, insbesondere aber auch behinderten und polymorbiden Kindern und Jugendlichen.

Dem verordnenden Arzt wird eine differenzierte Kenntnis der von ihm verschrieben Substanzen abverlangt, die wiederum mit Blick auf spezifische Risikokonstellationen beim Patienten (z. B. kardiovaskuläre oder metabolische Risiken, Risiken durch Komedikation oder Anfallsleiden) ausgewählt werden müssen. Dabei spielt letztendlich auch die individuelle Vertrautheit des Arztes mit der jeweiligen Medikation eine Rolle. In jedem Fall sind die Angehörigen – und wo möglich – auch die Kinder und Jugendlichen selbst im Rahmen einer fundierten Aufklärung in den Entscheidungsprozess einzubeziehen.

Im Kindes- und Jugendalter liegen vor allem Studien vor, die die Wirksamkeit und Sicherheit von atypischen Neuroleptika bei externalisierenden Störungen (challenging Behavior) untersucht haben. Bezüglich des Einsatzes bei Schizophrenien sei an die entsprechende Leitlinie verwiesen. Vor Beginn einer Therapie mit Neuroleptika sind körperliche und psychiatrische Untersuchungen, eine Leber- und Nierenfunktionsprüfung, Differenzialblutbild, Bestimmung von Prolaktin, BZ, Fettwerten, CK und EKG sowie EEG optional aufgrund der Absenkung der Krampfschwelle erforderlich. Kontrollen und Dokumentation sind besonders dringlich, wenn Präparate ohne Zulassung als Heilversuch zum Einsatz kommen.

Risperidon (Grad der Empfehlung A)

In einer Vielzahl von randomisierten, kontrollierten Studien erwies sich Risperidon bei Kindern und Jugendlichen als effektiv in der Kontrolle von Hyperaktivität, Irritabilität, Impulsivität, fremd- und autoaggressivem Verhalten sowie Stereotypien. Die Nebenwirkungen wie Prolaktinspiegelerhöhung, Gewichtszunahme, Müdigkeit, Kopfschmerzen und extrapyramidale Symptome sind dosisabhängig, teils auch vorübergehender Natur (in den ersten 14 Tagen bis 4 Wochen). Langzeitdaten (> 12 Monate) bezüglich Effizienz und Sicherheit liegen nur vereinzelt vor. Das Langzeitrisiko von Prolaktinerhöhungen wird unterschiedlich eingeschätzt. Während die einen Autoren die Erhöhung nur bei klinischen Symptomen für relevant halten, befürchten andere ein carcinogenes Risiko (Mamma-Ca) bei einer Normwertüberschreitung um 30–50 ng/ml. Ebenso wird das Risiko extrapyramidal-motorischer Nebenwirkungen unterschiedlich eingeschätzt. Bei höheren Dosierungen sollte diesbezüglich eine besonders sorgfältige Beobachtung erfolgen.

Risperidon ist zur Therapie aggressiven Verhaltens bei intelligenzgeminderten Kindern ab 5 Jahren zugelassen. Wegen des nicht zu unterschätzenden Dyskinesierisikos bedarf es insbesondere bei Kindern und Jugendlichen, die sich nicht artikulieren können, guter Beobachtung.

Olanzapin (Grad der Empfehlung B)

In offenen Studien erwies sich Olanzapin bei Jugendlichen als wirksam bezüglich der Symptome Hyperaktivität und Irritabilität. Die Nebenwirkungs- und Abbruchrate war höher als in den Studien mit Risperidon. Insbesondere sind Stoffwechselnebenwirkungen (vor allem die Gewichtszunahme mit den zu befürchtenden Spätkomplikationen) zu nennen. Eine Zulassung für Kinder liegt nicht vor. Olanzapin erweist sich in der klinischen Beobachtung z.T. auch als hilfreich bei selbstverletzendem Verhalten.

Quetiapin (Grad der Empfehlung B)

Aufgrund mehrerer offener Studien lässt sich ableiten, dass Quetiapin effektiv in der Behandlung aggressiven und hyperaktiven Verhaltens ist. Die Verträglichkeit bei Kindern und Jugendlichen mit Behinderung wird unterschiedlich eingeschätzt. Eine Zulassung für Kinder liegt nicht vor.

Die Studienlage ist auch abhängig vom Zulassungsdatum der jeweiligen Substanz. Es ist davon auszugehen, dass andere Atypika außerhalb des Indikationsspektrums Schizophrenie an Bedeutung gewinnen.

Klassische Neuroleptika (Good clinical practice[16])

Im klinischen Alltag werden niedrigpotente Neuroleptika wie beispielsweise Pipamperon, Chlorprothixen und Melperon (letzteres insbesondere bei Kindern und Jugendlichen mit Epilepsien) und das mit Blick auf Kreislaufkomplikationen mit Vorsicht zu verordnende Levomepromazin bei Aggressivität und Impulskontrollstörungen eingesetzt. Niedrige Potenz bedeutet jedoch auch hier nicht Nebenwirkungsfreiheit. Insbesondere ist auf Sedierung oder negative kognitive Effekte zu achten. Neuroleptika wie Zuclopenthixol und Haloperidol (teils in erstaunlich niedriger Dosis) haben aufgrund eines fehlenden Sedierungspotenzials neben der antipsychotischen Wirkung einen relativ spezifischen Effekt auf stereotypes, antisoziales, hyperaktives und aggressives Verhalten. Für Zuclopenthixol liegen im Erwachsenenbereich randomisierte kontrollierte Studien vor, sodass hier der Grad der Empfehlung A ist. Die langfristige Gabe höherer Dosen von Haloperidol gilt wegen der erheblichen Gefahr von EPMS als besonders problematisch und ist allenfalls in begründeten Ausnahmefällen vertretbar.

16 Die Gute Klinische Praxis (GCP, Good Clinical Practice) ist ein internationaler ethischer und wissenschaftlicher Standard für Planung, Durchführung, Dokumentation und Berichterstattung von klinischen Prüfungen am Menschen. Die Einhaltung dieses Standards schafft öffentliches Vertrauen, dass die Rechte, die Sicherheit und das Wohl der Prüfungsteilnehmer gemäß der Deklaration von Helsinki geschützt werden und die bei der klinischen Prüfung erhobenen Daten glaubwürdig sind.

Stimulanzien (Grad der Empfehlung A)

Hyperaktivität ist nicht nur eines der häufigsten Symptome bei geistig Behinderten, sondern auch das, welches scheinbar eine Psychopharmakotherapie legitimiert, wenn auch diese nicht immer indiziert ist:

- Bei einem IQ > 50 gehören Stimulanzien zur ersten Wahl zur Behandlung von Hyperaktivität.
- Die zu erwartende Responserate liegt bei 44–66 % (ca. 10–40 % unter der von normal intelligenten ADHD Patienten).
- Bei einem IQ unter 50 sollten Stimulanzien nur mit großer Zurückhaltung und in kleinen Dosierungsschritten (Beginn mit 2,5 mg Methylphenidat) gegeben werden. Die Responserate liegt unter 20 % und die Nebenwirkungsrate steigt auf 22 bis > 50 % (Tics, Dysphorie, sozialer Rückzug, emotionale Instabilität, Angst, Anorexie).

Atomoxetin (Grad der Empfehlung B)

Eine Alternative stellt der noradrenerge Wiederaufnahmehemmer Atomoxetin dar, der sich in ersten Fallstudien als effektiv in einer Komedikation bezüglich der Symptome Hyperaktivität und Unaufmerksamkeit und nebenwirkungsarm bei geistig behinderten Kindern und Jugendlichen erwies. Allerdings sind die Erfahrungen nicht einheitlich. Insbesondere zu Beginn der Behandlung kann es zu einer Zunahme aggressiven Verhaltens kommen, die im Einzelfall ein Absetzen erforderlich macht.

Antidepressiva (keine Empfehlung in der Indikation externalisierende Störungen)

Bis zur aktuellen Diskussion bezüglich suizidaler Gedanken in Verbindung mit SSRIs hatten diese die weitaus nebenwirkungsbehafteteren Trizyklika verdrängt. Trizyklika senken die Krampfschwelle, weisen als „dirty drugs“ ein höheres Risiko zum deliranten Syndrom auf, haben ein geringeres therapeutisches Fenster und besitzen mehr kardiale Risiken.

Die aktuelle Studienlage erlaubt dennoch keine generalisierende Empfehlung für SSRIs bei stereotypem oder aggressivem Verhalten, da entsprechende Untersuchungen für Sertralin, Citalopram/Escitalopram und Paroxetin bei geistig behinderten Kindern fehlen, Fluoxetin eine zu geringe Responserate aufweist, selbst aggressives, manieähnliches Verhalten hervorrufen kann und Fluvoxamin bei Kindern mit einer tiefgreifenden Entwicklungsstörung weniger effektiv als bei entsprechenden Erwachsenen war, dagegen eine höhere Nebenwirkungsrate aufwies. Für depressive Symptome kommen Fluoxetin, für Zwangssymptome Fluvoxamin und für Angst Sertralin zum Einsatz. Letzteres gilt ebenso wie Citalopram/Escitalopram als mit einem geringeren Interaktionsrisiko mit einer Vielzahl von Substanzen (u. a. Antibiotika) behaftet. Bei repetitiven und insbesondere zwanghaftem Verhalten gilt Clomipramin als sinnvolle Alternative.

Bei selbstverletzendem Verhalten gibt es Hinweise auf positive Effekte durch SSRI, teils in Kombinationsbehandlung mit Neuroleptika (z. B. Olanzapin).

Mood Stabilizer (Grad der Empfehlung B)

Mood Stabilizer wie Lithium und einige Antiepileptika (Valproinsäure, Carbamazepin, Oxcarbazepin) haben sich in der Therapie von Impulsivität, bipolaren Störungen, fremd- und autoaggressivem Verhalten bei geistig behinderten Kindern und Jugendlichen bewährt, weisen aber ein nicht zu unterschätzendes Nebenwirkungsspektrum bis hin zu teratogenen Effekten auf. Häufig sind Kombinationen von zwei Mood Stabilizern und gering dosierten Neuroleptika notwendig.

Polypharmazie (Good clinical practice)

In der Durchsicht der entsprechenden Literatur fällt auf, dass es kaum Erfahrungsberichte, offene Untersuchungen und schon gar keine kontrollierten Studien zur Polypsychopharmazie gibt, obwohl ein Fünftel bis zwei Drittel aller Menschen mit geistiger Behinderung, die in Pflegeeinrichtungen leben, mehr als ein Psychopharmakon erhalten. Kenntnisse der Medikamenteninteraktionen sind dabei unerlässlich[17] (s. Tab. 1).

Tab. 1 Zu empfehlende experienced-/evidence-based Polypharmazie

Schizophrenie	Primär wird bei Kindern und Jugendlichen die Einstellung auf ein Atypikum ggf. mit initialer sedierender Begleitmedikation angestrebt. Bei der Wahl des Neuroleptikums ist das individuelle Nebenwirkungsprofil (inkl. Compliancefragen) zu berücksichtigen. Typische Neuroleptika haben unverändert bei angemessener Dosierung ihren Platz in der Therapie der Psychosen. So gilt in der Akutphase bei Dominanz von Plussymptomen mit erheblicher Erregung und Aggressivität eine Einstellung auf Haloperidol iv 5–15 (30) mg/d, meistens in Kombination mit einem niedrigpotenten Neuroleptikum (z. B. Levomepromazin 50–150 (300) mg/d) – nicht länger als maximal 14 Tage unverändert als berechtigt (Kreislauf überwachen, EKG- Ableitung vor und nach Neuroleptikaeinstellung, Laborparameter, Prolactinspiegel und Blutzucker regelmäßig, zu Therapiebeginn wöchentlich, bestimmen), bei EPMS zusätzlich ein Anticholinergikum (Biperiden), überlappende Umstellung auf ein atypisches Neuroleptikum ab dem 3. Tag, zur Vermeidung von Spätdyskinesien
schizoaffektive Störung	atypisches Neuroleptikum (z. B. Quetiapin bis 800 (1200) mg/d) ggf. mit einem Antiepileptikum als Phasenprohylaktikum (bei vorwiegend depressiver Gestimmtheit Lamotrigen 50–200 mg/d, bei vorwiegend manischer, submanischer Stimmung Valproat 150–600 mg/d)

17 Es empfiehlt sich, die in vielen Apotheken vorhandene Software zu nutzen, die komplexen Interaktionsrisiken im Falle von Polypharmazie prüfen zu lassen. Im Übrigen ermöglicht auch die Rote Liste ein erstes Screening.

auto- und fremdaggressives Verhalten	Risperidon 0,25–4 mg/d + Zuclopenthixol 6–20 mg/d alternativ: Atypikum plus SSRI
impulsives Verhalten (aggressiv und hypermotorisch) bei einem IQ nicht unter 50	Risperidon 0,25 bis 4 mg/d + Methylphenidat bis max. 1 mg/kg/KG

Auch unter Zuklopenthixol sind Nebenwirkungen trotz der niedrigen Dosierungsempfehlung nicht selten. Zur alternativen alleinigen Medikation oder Kombination mit niedrigpotenten Neuroleptika s. o.

Andere Psychopharmaka

Opiatantagonisten (Grad der Empfehlung A)

Naltrexon zeigte in mehreren kontrollierten Studien über einen kurzen (akuten) Behandlungszeitraum bei geringen Nebenwirkungen gute Effekte auf hyperaktives, impulsives, stereotypes und (auto-)aggressives Verhalten. Limitierend sind die kleinen Fallzahlen, wobei Jungen besser respondierten als Mädchen.

Buspiron (Grad der Empfehlung B)

Buspiron, ein Anxiolytikum aus der Reihe der Azaspirodecandione sowie ein kompletter Agonist präsynaptischer 5HT1A-Rezeptoren und ein partieller Agonist postsynaptischer 5HT1A-Rezeptoren hat sich in der Behandlung von Angststörungen und oppositionell auffälligem Verhalten bei Kindern und Jugendlichen als besonders wirksam und nebenwirkungsarm erwiesen. An Nebenwirkungen wurden, wenn überhaupt, Schwindel, Kopfschmerzen, Müdigkeit und Gewichtszunahme beschrieben.

Melatonin (Grad der Empfehlung A)

Wird als schlafinduzierende Substanz mit Erfolg eingesetzt in einer Dosierung von 2–5 mg.

Entbehrliche Psychopharmaka

Benzodiazepine und Sedativa/Hypnotika haben sich nur in der Akuttherapie von Erregungszuständen bewährt. Wegen ihrer Nebenwirkungen, der Gefahr paradoxer Effekte und der Gewöhnung/Abhängigkeit sollte in der Langzeittherapie auf die Gabe verzichtet werden. In der genannten Indikation sind auch Benzodiazepine bei Kindern und Jugendlichen off label.

6.3 Behandlung unter besonderen Bedingungen

6.3.1 Komorbide Epilepsie (Grad der Empfehlung A)

Trotz neuer Antiepileptika – Levetiracetam und Topiramat – besitzen klassische Antiepileptika nach wie vor einen hohen Stellenwert in der Therapie der Epilepsie bzw. epileptischer Anfälle bei Menschen mit geistiger Behinderung. Je höhergradig die Intelligenzminderung ist, desto ungünstiger ist das Nutzen-Risiko-Verhältnis von Levetiracetam. Unter Topiramat können Gewichtsabnahme und Minderung aggressiver Ausbrüche als positive Nebeneffekte auftreten. Bei beiden steht Müdigkeit im Vordergrund der Nebenwirkungen. Zu Lamotrigin, Pregabalin und Zonisamid liegen derzeit noch keine Daten bei Kindern und Jugendlichen mit geistiger Behinderung und Epilepsie vor.

6.3.2 Infantile Zerebralparese (Grad der Empfehlung A)

Viele Kinder mit einer geistigen Behinderung haben diese im Rahmen einer infantilen, oft spastischen Zerebralparese (ICP). Für die Behandlung der spastischen ICP werden zentral wirksame Medikamente wie u. a. Baclofen, Tizanidin, Gabapentin, Clonazepam, Tetrazepam und Memantine eingesetzt (GCP) (s. Tab. 2). Diese haben ein definiertes Nebenwirkungsprofil, das im Rahmen psychiatrischer Auffälligkeiten von Kindern- und Jugendlichen mit geistiger Behinderung und ICP gezielt genutzt werden kann (s. entsprechende Fachinformationen, z. B. sedierende Wirkung des Baclofen). Das heute zur Therapie der ersten Wahl in der Behandlung der Spastik und der Hypersalivation zählende Botulinumtoxin hat keine zentralnervösen Nebenwirkungen. Nicht alle eingesetzten Pharmaka haben indikations- oder altersbezogene Zulassungen, das gilt auch für die einzelnen Botulinumtoxinpräparate (näheres siehe Fachinformationen).

Ziele der Pharmakotherapie sind:

- Spasmen und Kloni reduzieren
- Erleichterung von Pflege- und Hygienemaßnahmen
- funktionelle Verbesserung (daily activity).

Tab. 2 Medikamentöse Optionen bei Spastik im Kindes- und Jugendalter

primäre Wahl	Baclofen: bis 2 mg/kg/KGW
	Tizanidin: einschleichen, altersabhängig, max. 20 mg/die
	Botulinumtoxin lokal: = 12 U/kg/KGW, b. B. mehr
sekundäre Wahl	Gabapentin: max. 900–1200 mg/die
	Clonazepam: altersabhängig, einschleichen, max. 3–4 mg
	Tetrazepam: max. 200 mg/die
	Memantine: max. 40 mg/die

Eine intrathekale Baclofenapplikation mittels einer Pumpe ist im Rahmen des Kindes- und Jugendalters bei spastischen ICP gelegentlich erforderlich.

6.3.3 Sexuelle Triebenthemmung (Good clinical practice)

Hypersexualität/sexuelle Triebenthemmung spielt eine wichtige Rolle im Rahmen der Impulskontrollstörung bei Menschen mit geistiger Behinderung. Als sexualtriebreduzierende Pharmaka stehen sowohl Antiandrogene wie Cyproteronacetat (CPA), Medroxyprogesteronacetat (MPA) und LHRH-Analoga sowie Psychopharmaka, insbesondere Antidepressiva, Lithium und Buspiron zur Verfügung. Der Einsatz von Antiandrogenen bedarf im Jugendalter einer besonderen Sorgfalt bei der Indikationsstellung und einer sehr engmaschigen ärztlichen Kontrolle, da das Nebenwirkungsspektrum umfangreich und die Wahrscheinlichkeit des Auftretens von Nebenwirkungen sehr hoch ist. Voraussetzung für eine Antiandrogenbehandlung ist die schriftlich dokumentierte freiwillige Zustimmung des Betroffenen bzw. des gesetzlichen Vertreters.

7 Ausblick

Kinder und Jugendliche mit Intelligenzminderung sind ebenso wie ihre Familien vor besondere Herausforderungen gestellt, die sie in der Regel mit außergewöhnlichen Engagement und Einsatz bewältigen. Den Kindern und Jugendlichen und ihren Familien gilt unsere Wertschätzung und unser uneingeschränkter Respekt.

Zur Bewältigung der vielfältigen Belastungen müssen den Familien uneingeschränkt die, gesetzlich vorgesehenen Hilfen, Unterstützungen und Assistenzen zur Verfügung stehen und im Bedarfsfall eingesetzt werden. Ziel ist es, eine Entwicklung ihrer Kinder zu Autonomie und Selbstbestimmung in intergrativen, idealerweise inklusiven Lebensformen zu unterstützen, ohne jedoch die oftmals schmerzhaft erfahrenen Einschränkungen und Grenzen bei den Kindern und Jugendlichen zu leugnen.

Gerade im Dialog mit behinderten Kindern und Jugendlichen erleben Therapeutinnen und Therapeuten eigene Grenzen und Behinderungen, angemessene Zugangswege zu finden. Lässt man sich jedoch vorurteilsfrei auf eine Begegnung mit den betroffenen Kindern und Jugendlichen ein, ergeben sich für alle Beteiligten überraschend kreative Chancen, Freude und gegenseitige Bereicherung.

Die Fachverbände sind sich über die Notwendigkeit der Erweiterung sowohl flächendeckender als auch spezialisierter kinder- und jugendpsychiatrischer Behandlungsangebote als Teil interdisziplinär vernetzter Strukturen einig.

Die Autoren verbindet die Hoffnung, dass sich Gesellschaft und medizinische Fachöffentlichkeit ihrer Verantwortung für psychisch belastete Kinder und Jugendliche mit Intelligenzminderungen stellen.

Wir wünschen uns eine lebhafte Diskussion und einen kritischen Austausch über die Korrespondenzadresse:

Prof. Dr. Klaus Hennicke, Ev. Fachhochschule Rheinland-Westfalen-Lippe in Bochum, Tel. 0234 36901-189/Fax -300 (Mo–Di), E-Mail: hennicke@efh-bochum.de, Kinder- und Jugendpsychiatrische Beratungsstelle Spandau von Berlin, Tel. 030 90279-2458/Fax -5505 (Mi–Fr), E-Mail: klaus.hennicke@ba-spandau.berlin.de, mobil: 0174 9893134, E-Mail privat: klaus.hennicke@gmx.de

8 Literatur

AACAP American Academy of Child and Adolescent Psychiatry (1999): Practice parameters for the assessment and treatment of children, adolescents, and adults with mental retardation and comorbid mental disorders. Journal of the American Academy of Child and Adolescent Psychiatry, 38 (supplement), pp. 1606–1610

Aman M, Buican B, Arnold LE (2003): Methylphenidate tretament in children with borderline IQ and mental retardation: analysis of three aggregated studies. J Child Adolesc Psychopharmacol, 13:29–40

Bouras N (ed.) (2004): Psychiatric and Behavioural Disorders in Developmental Disabilities and Mental Retardation. Cambridge: University Press, reprinted 2004

Buscher M, Häßler F, Hennicke K, Roosen-Runge G (2006): Positionspapier der Kommission Seelische Gesundheit von Kindern und Jugendlichen mit geistigen und schweren Lernbehinderungen. Forum für Kinder- und Jugendpsychiatrie, Psychosomatik und Psychotherapie 16, H. 2, 29

Deb, S., Matthews, T., Holt, G., Bouras, N. (2001): Practice guidelines for the assessment and diagnosis of mental health problems in adults with intellectual disability. Pavilion, The Ironworks, Brighton

Döpfner, M., Lehmkuhl, G., Heubrock, D., Petermann, F. (2000): Diagnostik psychischer Störungen im Kindes und Jugendalter. Leitfaden Kinder- und Jugendpsychotherapie. Hogrefe, Göttingen

Emerson E. (2003): Prevalence of psychiatric disorders in children and adolescents with and without intellectual disability. J Intell Dis Res, 47: 51–58

Emerson, E., Moss, S., Kiernan, C. (1999): The relationship between challenging behaviour and psychiatric disorder in people with severe developmental disabilities. In: Bouras, N. (Ed.) (1999): Psychiatric and behavioral disorders in developmental disabilities and mental retardation. Cambrigde University Press, p. 38–48

Fegert, J. M. (2005): Ethik, Patientenrechte von Menschen mit geistiger Behinderung unter besonderer Berücksichtigung der Gewalt und sexuellen Gewalt gegen Menschen mit geistiger Behinderung in institutionellen Abhängigkeitsverhältnissen – mit Verweis auf rechtliche Grundlagen. In: Häßler, F., Fegert, J. M. (Hrsg.): Geistige Behinderung und seelische Gesundheit. Kompendium für Ärzte, Psychologen, Sozialarbeiter und Pflegekräfte. Schattauer, Stuttgart, S. 49–79

Frank, R (Hrsg.) (2006): Geistige Behinderung. Freiburg i. B.: Lambertus

Gaedt, CH. (Hrsg.) (1987): Psychotherapie bei geistig Behinderten. Beiträge der psychoanalytischen Entwicklungspsychologie. Vorträge anläßlich des 2. Neuerkeröder Forums am 4. September 1987. Selbstverlag, Neuerkerode

Gerlach M, Warnke A, Wewetzer CH (Hrsg.) (2004): Neuro-Psychopharmaka im Kindes- und Jugendalter. Grundlagen und Therapie. Wien: Springer, S. 201–207

Handen BL, Hardan AY (2006): Open-label. prospective trial of olanzapine in adolescents with subaverage intelligence and disruptive behaviour disorders. J Am Acad Child Adolesc Psychiatry, 45:928–935

Handen, B. L., Gilchrist, R. (2006): Practitioner review: psychopharmacology in children and adolescent with mental retardation. J Child Psychol Psychiatry, 47:871–882

Hässler, F. (2007): Versorgung von geistig behinderten Kindern und Jugendlichen mit und ohne zusätzliche psychische Störungen in Deutschland. Z. Kinder-Jugendpsychiat. Psychother. 35 (6), 381–383

Hässler F, Buchmann J, Fegert JM (2004): Psychopharmakotherapie von Impulskontrollstörungen bei Kindern und Jugendlichen mit und ohne Intelligenzminderung. Nervenheilkd, 23:332–338

Hässler F, Buchmann J, Reis O (2005): Psychopharmaka und Polypharmazie. Nervenheilkd, 24: 811–818

Hässler, F., Fegert, J. M. (Hrsg.) (2005): Geistige Behinderung und seelische Gesundheit. Kompendium für Ärzte, Psychologen, Sozialarbeiter und Pflegekräfte. Schattauer, Stuttgart

Hebebrand K, Hebebrand J, Remschmidt H (2002): Medikamente in der Behandlung von Paraphilien und hypersexuellen Störungen. Fortschr Neurol Psychiat, 70:462–475

Hennicke K (Hrsg.) (2005 a): Psychologie und geistige Behinderung. Materialien der DGSGB, Bd. 12: Berlin: Eigenverlag DGSGB

Hennicke, K. (2005b): Psychiatrische Diagnostik bei Menschen mit geistiger Behinderung. In: Stahl, B. & Irblich, D. (Hrsg.): Diagnostik bei Menschen mit geistiger Behinderung – Ein Interdisziplinäres Handbuch. Göttingen: Hogrefe, S. 349–366

Hennicke, K. (2008 b): Psychopharmaka in Wohnstätten der Behindertenhilfe – Vermutungen über eine zunehmend unerträgliche Situation. In: Hennicke K. (Hrsg.): Psychopharmaka in der Behindertenhilfe – Fluch oder Segen? Materialien der DGSGB, Band 17, Berlin: Eigenverlag S. 4–22

Hennicke, K. (2008 a): Zur Versorgung von Menschen mit Intelligenzminderung und psychischen Störungen in den Kliniken für Kinder- und Jugendpsyiatrie/Psychotherapie in Deutschland – Ergebnisse einer Fragebogenuntersuchung. Z. Kinder-Jugendpsychiat. Psychother. 36 (2), 127–134

Howlin, P. (2005): Special educational treatment. In: Rutter, M., Taylor, E. (2005): Child and Adolescent Psychiatry. Blackwell, Oxford. 4. Aufl. 1128–1147

Huber B, Seidel M (2006): Update on treatment of epilepsy in people with intellectual disabilities. Curr Opin Psychiatry, 19:492–496

ICF – International Classification of Functioning, Disability and Health (WHO 2001) (Internationale Klassifikation der Funktionsfähigkeit, Behinderung und Gesundheit. Hrsg. DIMDI). www.dimdi.de (2005)

Jou RJ, Handen BL, Hardan AY (2005): retrospective assessment of atomoxetine in children and adolescents with pervasive developmental disorders. J Child Adolesc Psychopharmacol, 15: 325–330

Jungmann J., Roosen-Runge G. (2004): Integrative Versorgungsstrukturen zur Versorgung von psychisch kranken Kindern und Jugendlichen, Projekt 2001–2003 im Auftrag BMGS, Shaker Verlag

Kobi, E. E. (1993): Grundfragen der Heilpädagogik. Eine Einführung in heilpädagogisches Denken. Bern, Stuttgart, Wien

Lingg, A., Theunissen, G. (2000): Psychische Störungen bei geistig Behinderten. Lambertus, Freiburg, 4. Aufl.

Lotz, W., Stahl, B., Irblich, D. (Hrsg.) (1996): Wege zur seelischen Gesundheit für Menschen mit geistiger Behinderung. Psychotherapie und Persönlichkeitsentwicklung. Mit einem Vorwort von Uwe Koch. Bern; Göttingen; Toronto; Seattle: Huber

Marston, G. M., Perry, D. W., Roy, A. (1997). Manifestations of Depression in People with Intellectual Disability. Journal of Intellectual Disability Research 41(6) 476–480

Möller, H. J., Laux, G., Kapfhammer, H.-P. (Hrsg.) (2000): Psychiatrie und Psychotherapie. Springer, Heidelberg

Moss, S. C. (1999). Assessment: conceptional issues. In Bouras, N. (Ed.), Psychiatric and behavioral disorders in developmental disabilities and mental retardation (pp. 18–37). Cambrigde: University Press

Moss, S., Emerson, E., Kiernan, Ch., Turner, S., Hatton, Ch., Alborz, A. (2000): Psychiatric symptoms in adults with learning disability and challenging behaviour. British J Psychiatry 177, 452–456

Neuhäuser G, Steinhausen HC (Hrsg.) (2003): Geistige Behinderung. Stuttgart: Kohlhammer

Reiss, S.; Levitan, G., Szysko J. (1982). Emotional disturbance and mental retardation: Diagnostic overshadowing. American Journal of Mental Deficiency, 86, 567–574

Remschmidt, H., Schmidt, M. H., Poustka, F. (Hrsg.). (2006): Multiaxiales Klassifikationsschema für psychische Störungen des Kindes- und Jugendalters nach ICD-10 der WHO. 5. vollständig überarbeitete und erweiterte Auflage. Hans Huber, Bern

Research Units on Pediatric Psychopharmacology Autism Network (2005): Randomized, controlled, crossover trial of methylphenidate in pervasive developmental disorders with hyperactivity. Arch Gen Psychiatry, 62:1266–1274

Rotthaus, W. (1990): Stationäre systemische Kinder- und Jugendpsychiatrie. modernes lernen, Dortmund

Royal College of Psychiatrists (ed.) (2001): DC-LD Diagnostic Criteria for psychiatric disorders for use with adults with learning disabilities/mental retardation. Occasional Paper OP48. Gaskell, London

Rush, A. J., Frances, A. (Eds.) (2000): Expert Consensus Guidlines Series: Treatment of psychiatric and behavioral problems in mental retardation. American Journal on Mental Retardation Vol. 105, No. 3 (Special Issue)

Santosh PJ, Baird G (1999): Psychopharmacotherapy in children and adults with intellectual disability. The Lancet, 354:233–242

Sarimski, K. (2003): Kap. 4. Psychologische Diagnostik. In: Neuhäuser, G., Steinhausen, H.-C. (Hrsg.) (2003): Geistige Behinderung. Grundlagen, Klinische Syndrome, Behandlung und Rehabilitation. 3. Aufl., Kohlhammer, Stuttgart, S. 55–70

Sarimski, K. (2005): Psychische Störungen bei behinderten Kindern und Jugendlichen. Hogrefe, Göttingen

Sarimski, K. (2005): Verhaltensbeobachtung und Verhaltenseinschätzung. In: Stahl, B., Irblich, D. (Hrsg.): Diagnostik bei Menschen mit geistiger Behinderung. Ein interdisziplinäres Handbuch. Hogrefe, Göttingen

Sarimski, K. (2007): Praktische Ansätze in der Frühförderung zur Prävention psychischer Störungen. In: Hennicke, K. (Hrsg.): Verhaltensauffälligkeiten bei Kindern, Jugendlichen und Erwachsenen mit geistiger Behinderung – Möglichkeiten der Prävention. Dokumentation der Arbeitstagung der DGSGB am 10.11.2006 in Kassel. Materialien der DGSGB, Band 15. Berlin, S. 21–30

Sarimski, K. (2007): Psychische Störungen bei behinderten Kindern und Jugendlichen – Übersicht und Schlußfolgerungen für die Psychodiagnostik. Z. Kinder-Jugendpsychiatr. Psychother.. 35 (1), 19–31

Sarimski, K., Steinhausen, H.-C. (2007): KIDS-2 – Kinder-Diagnostik-System – Geistige Behinderung und schwere Entwicklungsstörungen. Hogrefe, Göttingen

Sarimski, K., Steinhausen, H.-C. (2008 a): Psychische Störung und geistige Behinderung. Leitfaden Kinder- und Jugendpsychotherapie Bd. 11. Hogrefe, Göttingen

Sarimski, K., Steinhausen, H.-C.(2008 b): Ratgeber Psychische Störung und geistige Behinderung. Informationen für Eltern, Lehrer und Erzieher. Leitfaden Kinder- und Jugendpsychotherapie Bd. 11. Hogrefe, Göttingen

Schanze, Ch. (2007): Psychiatrische Diagnostik und Therapie bei Menschen mit Intelligenzminderung. Ein Arbeits- und Praxisbuch für Ärzte, Psychologen, Heilerziehungspfleger und -pädagogen. Schattauer, Stuttgart

Senckel, B. (1996): Mit geistig Behinderten leben und arbeiten. Beck, München

Sinason, V. (1993): Psychotherapie mit mißhandelten geistig behinderten Kindern. In: Hennicke, K., Rotthaus, W. (Hrsg.): Psychotherapie und Geistige Behinderung. modernes lernen, Dortmund, S. 71–93

Sovner, R. (1986): Limiting factors in the use of DSM-III with mentally ill/mentally retarded persons. Psychopharmacology Bulletin 22, 1055–1059

Sovner, R., DeNoyers Hurley, A. (1986): Four factors affecting the diagnosis of psychiatric disorders in mentally retarded persons. Psychiatric Aspects of Mental Retardation Review 5, 46–49

Stahl B, Irblich D (Hrsg.) (2005): Diagnostik bei Menschen mit geistiger Behinderung. Göttingen: Hogrefe

Stahl, B. (2006): Intelligenzdiagnostik bei Menschen mit geistiger Behinderung- Möglichkeiten und Grenzen. In: Klauß, Th. (Hrsg.) (2006): Geistige Behinderung – Psychologische Perspektiven. Edition S. Universitätsverlag Winter, Heidelberg, S. 73–92

Stigler KA, Desmond LA, Posey DJ, Wiegand RE, McDougle CJ (2004): A naturalistic retrospective analysis of psychostimulants in pervasive developmental disorders. J Child Adolesc Psychopharmacol, 14:49–56

Sturmey, P. (1999): Classification: concepts, progress and future. In: Bouras, N. (Ed.): Psychiatric and behavioral disorders in developmental disabilities and mental retardation. Cambrigde University Press, pp. 3–17

Symons FJ, Thompson A, Rodriguez MC (2004): Self-injurious behaviour and the efficacy of naltrexone treatment: a quantitative synthesis. Ment retard Dev Disabil Res Rev, 10:193–200

Szymanski, L, King, BH. (1999): Practice parameters fort the assessment and treatment of children, adolescents, and adults with mental retardation and comorbid mental disorders. J Am Acad Child Adolesc Psychiatry 38, 5S–31S

Theunissen, G. (2007): Verhaltensauffälligkeiten aus pädagogischer Sicht. In: Hennicke, K. (Hrsg.): Verhaltensauffälligkeiten bei Kindern, Jugendlichen und Erwachsenen mit geistiger Behinderung – Möglichkeiten der Prävention. Dokumentation der Arbeitstagung der DGSGB am 10.11.2006 in Kassel. Materialien der DGSGB, Band 15. Berlin, S. 8–20

Tzschach, A., Ropers, H.-H. (2007): Genetik der mentalen Retardierung. Deutsches Ärzteblatt 1004, H. 20, 1190 1195 (http://aerzteblatt-1und1.schaffrath-neuemedien.de/v4/archiv/artikeldruck.asp?id=55715)

Vollmoeller, W. (2001): Was heißt psychisch krank? Der Krankheitsbegriff in Psychiatrie, Psychotherapie und Forensik (2. Auflage). Stuttgart: Kohlhammer

Warnke, A. (2006): Lernbehinderung und geistige Behinderung. In: Fritz Mattejat (Hrsg.): Lehrbuch der Psychotherapie: Verhaltenstherapie mit Kindern, Jugendlichen und ihren Familien. CIP-Medien, München, S. 461–474.

Warnke, A. (2008): Intelligenzminderung. In: B. Herpertz-Dahlmann, F. Resch, M. Schulte-Markwort, A. Warnke (Hrsg.): Entwicklungspsychiatrie. Biopsychologische Grundlagen und die Entwicklung psychischer Störungen. 2. Auflage. Schattauer, Stuttgart, S. 487–526

Wendt, S. (2003): Kap. 16: Rehabilitation und Pflege für geistig behinderte Menschen – gesetzliche Grundlagen. In: Neuhäuser, G., Steinhausen, H.-C. (Hrsg.) (2003): Geistige Behinderung. Grundlagen, Klinische Syndrome, Behandlung und Rehabilitation. 3. Aufl., Kohlhammer, Stuttgart, S. 325–342

Werther, F. (2005): Warum finden Menschen mit geistiger Behinderung so schwer einen ambulanten Psychotherapieplatz? Überlegungen zu den Ursachen und Gedanken zur Überwindung der Misere. In: Psychotherapeutenjournal 4. Jg. 2/, S. 116–122

WHO (1996) (Ed.): ICD-10 Guide for Mental Retardation. Genf